当代中医妇科大家亲笔真传系列

百灵妇科

【第三版】

编著◇韩延华

中国医药科技出版社

内 容 提 要

本书分两部分,基础理论部分主要介绍了女性的生理特点,女性特殊生理期的保健,妇科病病因病机与诊断;临证经验部分以妇科疾病为纲,按照经带胎产杂的顺序详论妇科疾病的概念、诊断、治疗、方药运用(既有古代医家的方剂加减,也有韩百灵教授数十年积累的经验方),并附典型验案分析。其内容科学实用,通俗易懂,适用于广大妇产科临床医务工作者参阅。

图书在版编目(CIP)数据

百灵妇科 / 韩延华编著. —3 版. —北京:中国医药科技出版社,2016.7
(当代中医妇科大家亲笔真传系列)
ISBN 978 – 7 – 5067 – 8523 – 5

Ⅰ.①百… Ⅱ.①韩… Ⅲ.①中医妇科学 – 临床医学 – 经验 – 中国 – 现代
Ⅳ.①R271.1

中国版本图书馆 CIP 数据核字(2016)第 129087 号

美术编辑 陈君杞
版式设计 麦和文化

出版 中国医药科技出版社
地址 北京市海淀区文慧园北路甲 22 号
邮编 100082
电话 发行:010 – 62227427 邮购:010 – 62236938
网址 www.cmstp.com
规格 710×1000mm $^1/_{16}$
印张 14 $^3/_4$
字数 207 千字
版次 2016 年 7 月第 3 版
印次 2024 年 5 月第 5 次印刷
印刷 北京京华铭诚工贸有限公司
经销 全国各地新华书店
书号 ISBN 978 – 7 – 5067 – 8523 – 5
定价 32.00 元

韩百灵传略

韩百灵（1909～2010 年），字秀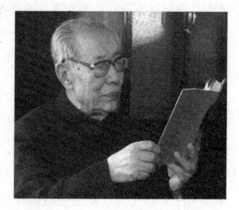宗，辽宁省台安县人。出生于中医世家，韩氏妇科第三代传人。幼读儒书，入私塾 9 载，学习四书五经、诸子百家。13 岁时正当国难当头，民不聊生，死于疾病的人日增，他便立下"不为良相，愿为良医"之志，弃儒从医，承家业，研岐黄，拜师于当地名医臧鸿儒学习四大经典及内、外、妇、儿临床各科；18 岁再次投师吉林省名医王化三，专攻女科，精研妇科理法方药。三易其师，尽得真传。1929 年弱冠之年考取中医师资格，由吉林省民政厅颁发行医执照。1930 年来哈投奔兄长韩秀实，兄弟二人在道外小六道街同顺堂个体行医，1934 年自设百灵诊所。在旧中国伪满时期，他以精湛的医术和高尚的医德赢得了黑龙江省四大名医之美誉。

韩百灵先生是龙江中医的奠基人之一，是龙江中医妇科创始人，他一生致力于龙江中医药事业，其学术造诣在国内外医学界享有盛誉。1964 年调入黑龙江中医学院（现黑龙江中医药大学）担任医经教研室讲师，妇、儿科主任。1977 年晋升为全国首批中医教授。1978 年代表黑龙江省中医界出席了全国科学大会。1981 年赴日本进行学术考察。1983 年首获全国中医妇科博士学位授予权，成为全国第一个重点学科中医妇科学的学科带头人。1991 年被遴选为全国首批中医药专家学术继承工作指导老师，荣获全国首届中医药传承特别贡献奖，两次被评为全国卫生文明先进工作者，多次荣获省、市先进工作者和优秀教师称号。2007年中华中医药学会授予他"国医楷模"称号。2009年被中华中医药学会评为"全国先进名医工作室",并荣获"全国中医妇科名师"称号。他是黑龙江中医药大学建校以来唯一的"功勋教授"。享受国务院政府特殊津贴。

韩百灵先生在业医期间,积极参加社会学术及公益性活动,曾担任哈尔滨市中医工会主任委员、总务部长,哈尔滨市医联执行委员、副主任委员,省卫生协会副主任委员等职务。曾连续当选为哈尔滨市、黑龙江省人大代表和四、五、六届政协委员。黑龙江省中医学会副主任委员,妇科分会主任委员及学术委员会主任委员等职务。他为了中医事业的发展堪称鞠躬尽瘁。

80载医林生涯,韩老一直致力于临床、教学和科研工作,有着深厚的理论基础和丰富的临床经验。他严谨治学,倡导从源到流,广泛涉猎,博采众长,兼收并蓄,精研临证,学术思想独树一帜,创立了"肝肾学说",发展了"同因异病,异病同治"的理论。创制经验方数十首,出版著作10余部,发表学术论文70余篇,获省部级科技成果奖10余项。在培养人才方面,注重德才兼备,突出中医特色,倡导理论与实践相结合,他提出的"因材施教在研究生中的创新与应用"获黑龙江省优秀教学成果一等奖。黑龙江省教育委员会授予他"著名中医学家、教育学家"的光荣称号,以及"育人功崇、济世德隆"的牌匾。国医大师张琪更是以"妇科南针,一代宗师"赞之。

韩百灵先生乃中医泰斗,医林名宿,是国内中医妇科界巨星柱石,海内人望,同仁翘首,弟子景崇。韩老一生救人济世立德,传道授业立功,编经著典立言,他所创立的学科已成国家中医妇科之重镇,他为中医事业的发展做出了不朽的贡献,他的业绩已载入史册,名垂千古。

祝贺《百岁良方》招料之一再版

薪火传承济世瑰宝

弘扬创新造福人民

广东省佛山科学院
张琪
乙未年之三月

再版前言

　　中医学是中华民族传统文化中绚丽的瑰宝，是科学的重要组成部分，更是实践医学。他有着五千年的璀璨历史，是历代中医人呕心沥血、不断探索、躬身实践的结晶，其运用中国古代传统哲学的精气学说、阴阳学说、五行学说，从人与自然、天人相应的关系来诊治疾病和诠释人类生命的奥秘，从而形成了一整套完整的中医学理论体系。名医的学术思想和临床经验是中华民族的宝贵财富，是促进中医事业发展的重要资源，继承名家的学术经验加以研究整理并发扬光大，是中医人对国粹的传承与复兴做出的一点贡献。

　　龙江韩氏妇科肇始于清宣宗道光年间，传承至今已有180年的历史，现已五代相传，韩百灵是韩氏妇科第三代传人，是龙江中医妇科的创始人，韩氏妇科流派之代表。韩老不仅继承了韩氏衣钵，且在发展与创新中再创高巅，使韩氏妇科成为近代中医妇科的一大流派。经过数十载理论和实践的研磨，他根据女性独有的生理和病理特点创立了"肝肾学说"，发展了"同因异病，异病同治"的理论，学术思想独树一帜，在国内外中医界产生了极大的影响。韩老所创经验方50余首，其"百灵调肝汤"和"育阴汤"已被引用于全国规划教材《中医妇科学》中。他说："中医的生命力主要在于临床疗效，疗效源于渊博的理论知识，并要博采众长，融会贯通，不断总结，善于积累。"他临证80载，治顽疾、起沉疴无数，为人类的健康做出了巨大贡献，是近代医学史上的一代名医。

　　《百灵妇科》一书，是由著名中医学家、教育学家、妇科大家、龙江医界之翘楚、国家重点学科中医妇科学创始人韩百灵先生所著，1980 年由黑龙江人民出版社出版，该书发行后倍受广大读者青睐，投入市场后短期内即销售一空。为了满足广大读者的需要，1983 年再次印刷，但仍不能满足市场需求。如今，中医药事业的发展受到党和国家的高度重视，被纳入了国家战略规划，传承名老中医的宝贵经验是时代之需要，人类之需要，是中医药发展的永恒主题。因此，韩氏妇科第四代传人、"龙江韩氏妇科流派传承工作室建设项目"负责人韩延华愿将该书再现世人。

该书的再版是在保持作品原本核心价值和精髓的基础上，对存在的遗漏问题进行修订和调整，增加了常见病月经过多、月经过少、子烦、子悬等内容和某些疾病常用的诊断方法，补充了韩老出诊时收集的临床验案。确保原著理论的体系性和临床验案的翔实性，既突出了继承和创新，又使原书的内容更加丰富，相信该书的再版会再次受到广大读者的垂青。

今逢韩老仙逝 6 周年，再版《百灵妇科》一书，以表对前辈的追思。对于启迪中医学子，传承中医文化精髓，发展中医药事业具有重要的历史意义和现实意义。

编　者
2016 年 4 月

目　录

· 基础理论 ·

· 临证经验 ·

基础理论

第一章 女性的生理特点

女性有解剖上特有的器官，决定了其生理上又有月经、带下、妊娠、分娩、哺乳等特殊的功能，妇女的特殊生理活动主要依赖于脏腑、经络、气血、津液、冲任以及胞宫的作用。

脏腑是生成气血、津液之源泉；经络是运行气血、津液之通路；气血、津液均是构成人体和维持人体生命活动的基本物质，胞宫是排行经和孕育胎儿的器官。脏腑、经络、气血、津液、冲任、胞宫的生理功能正常，才能保证女性月经、胎孕、哺乳等。

一、月经的生理现象

月经属阴精也，是肾气、天癸、冲任、气血作用于胞宫，并在其他脏腑、经络的协同作用下使胞宫定期藏泻而产生的生理现象。《素问·上古天真论篇》指出："女子七岁肾气盛，齿更发长，二七而天癸至，任脉通，太冲脉盛，月事以时下，故有子……七七任脉虚，太冲脉衰少，天癸竭，地道不通，故形坏而无子也。"又云："肾者主水，受五脏六腑之精而藏之，故五脏盛，乃能泻。"说明肾气旺盛，天癸成熟是女子发育成熟过程中的动力；而脏腑所藏之精、血是产生月经的物质基础；冲任二脉的通盛，是排出月经和孕育胎儿的必要条件。

关于"天癸"的问题，历代医家各抒己见，论述不一，有的认为"天癸"是肾水，有的认为是阴精，也有的认为是月经。韩老认为"天癸"是先天生身的一种物质基础和后天养身的水谷化生的精气，两者和合而促使天癸的发育。女子到了 14 岁左右，五脏皆盛，肾气充盈，天癸发育成熟，任脉气通，冲脉血盛，则月经如期来潮，经常不变，是女性成熟的标志，此时阴阳合亦有孕育的能力。

（一）正常月经

健康女子一般到了 14 岁左右，天癸成熟之时，月经开始来潮。一月一次，按期来潮，一般以 28 天为一个周期，赶前错后 7 天之内均属正常；每次持续 3～5 日，最长不超过一周。直到 49 岁左右月经停闭，且无孕育能力。

此外，尚有个别健康女子，月经两月一至，称为"并月"；三月一至，名为"居经"或"季经"；一年一至，称为"避年"；有终身不行经而能孕育者，称为"暗经"；还有怀孕以后，仍按月行经而无损于胎儿者，称为"激经"，又名"盛胎"，或称"垢胎"。这些均属特殊的生理现象，若不影响生育，可不作病论。

一般每次月经经量在 30～50ml 之间。经色暗红，不清稀，不稠黏，无血块，无异臭气，均属月经生理之常，不可妄投调经之药。反之，月经不及期而先行者，或过期而后行者，或经闭不行者，或崩中漏下者，或经色不正常者，或经质异常者，或经气异臭者，乃为月经病理之变。但也有因禀赋不同，或因地理寒暑之别，或因生活环境之差，或因情志变动等而引起经期、经量、经色、经质、经气之改变。在临床上要详细的审因辨证，判断月经的正常与异常。

（二）脏腑与月经

脏腑是化生气血、津液之源泉。脏腑之中尤以脾胃为首要，脾胃是后天之本，胃主受纳腐熟，为水谷之海；脾主运化水谷精微，脾气主升以上输为顺，胃气以降为和，二者一升一降，一阴一阳化生水谷精微，其清者上注心肺，化为气为血，故称脾为生化气血之源，月经之本。《素问·经脉别论篇》曰："饮入于胃，游溢精气，上输于脾，脾气散精，上归于肺"，又有"冲任隶属于阳明"之说。因此，脾胃与女子月经密切相关。心主血脉，统摄诸经之血，心气足，则推动血液运行全身，冲任二脉充盛，精血下注胞宫化为月经。《素问·评热病论篇》云："胞脉者，属心而络于胞中。"心气又下通于肾，心肾相交血脉通畅，月经才能如期而至。肝藏血，主疏泄，具有储藏血液，调节血量的作用。肝之气机条达，疏泄有度，所藏之血下达冲任、胞宫，月经方可如常。肺主肃降而朝百脉，肺气有余，输布水谷精微，如雾露之溉，下达胞宫，化为月经。肾主藏精，为先天之本，元气之根，是人的生命之根本，女子发育成熟时，肾气盛而天癸至，任脉通，太冲脉盛，月经应时而下。《素问·上古天真论篇》云："肾者，主水，受五脏六腑之精而藏之。"月经的产生是以肾为主导。由于肝肾同源，精血互生，所以此二者在月经的正常运行中共同发挥着主要作用。

妇女五脏协调，气血充盈，肾气盛，天癸成熟而促使月经来潮。如五脏失和，气血不充，肾气衰则月经亦不应期。五脏是使天癸成熟和产生月经的基础。正如薛立斋云："血者水谷之精气也，和调于五脏，洒陈于六腑，在妇人则上为乳汁，下为月水。"

（三）冲任督带与月经

冲脉为十二经气血会聚之所，是全身气血、津液运行的要冲。其脉起于胞中，下出于会阴，而上行气街与足少阴脉相并上行，抵胸后，散布于胸中，再向上行至喉与任脉相会，而环绕口唇。在少腹部有一分支，上行于脊柱内，《灵枢》谓之"伏冲之脉"，又谓"十二经之海"或"血海"。女子发育成熟后，冲脉血盛，任脉气通，血海盈满而月经时下。

任脉行身前，主一身之阴，凡精、血、津液等都属于任脉所司，为人生妊养之本。其脉亦起于胞中，下出会阴，上行于毛际，与肝、脾、肾三脉会于曲骨、中极、关元，向上经胸部至喉，分左右两支循面入目。任脉者，与足三阴经在少腹相交，并与两侧的阴经相联，故为"阴脉之海"。女子二七肾气盛，任脉气通，冲脉血盛，可使月经时下而能孕育。

冲与任二脉的通盛，是产生月经和孕育的主要条件。但月经和孕育与督、带两脉的关系亦十分密切。

督脉行身后，主一身之阳，其脉亦起于胞中，下出会阴，行身后而上经巅顶、额部，至唇内与任脉会于龈交穴，其分支络肾、贯心。督脉者，为"阳脉之海"，六条阳脉都与督脉交会于大椎，故为总督一身之阳。任、督二脉一阴一阳，循环往复，以维持调节全身的阴阳脉气的平衡，从而保持月经正常和孕育之能。

冲、任、督三脉皆起胞中，其脉互相联属于心、肾和胞宫，因而《素问·评热论篇》曰:"胞脉者,属心而络于胞中。"《素问·奇病论篇》亦曰:"胞脉者系于肾。"由此可见心、肾两脏的安和与冲、任、督三脉和胞宫的联属尤为重要。

带脉起于季肋,似束带状,匝腰一周,以约束诸经和冲、任、督三脉,从而维持妇女月经和孕育之常。

(四)气血津液与月经

气血、津液皆来源于水谷之精微,但水谷精微又必须依赖气之所化,故气血之间是互相滋生,互相为用的。如古人说的"气为血之帅,血为气之母"之理。气血充盈,冲任脉盛则下注胞中化为月经,若气血失和,冲任脉衰则月经失调。

津液同样是水谷化生的一种重要物质,对人体各部功能活动有一定作用。内溉脏腑,外泽皮毛,濡养筋骨,滑润关节,生精补髓,滋润孔窍,上则化为唾、涕、泪,下则化为尿、带;在肤可化为汗液,在骨可化为骨髓。《灵枢·邪客》曰:"营气者,泌其津液,注之于脉,化以为血。"《灵枢·痈疽》亦曰:"津液和调,变化而赤为血。血和则孙脉先满溢,乃注于络脉,皆盈,乃注于经脉"。《灵枢·营卫生会》又云:"夺血者无汗,夺汗者无血。"这精辟地阐述了营气、津液与血的生成是息息相关,而不是孤立的。他们之间是互相依赖,互相滋生,互相为用。《灵枢·五癃津液别》云:"五谷之津液,和合而为膏者,内渗入于骨空,补益脑髓,而下流于阴股。阴阳不和,则使液溢而下流于阴。"这说明人体内津液是各部生理活动的一种重要物质基础。妇女的津液充沛,气血有余,冲任脉满,下注胞宫化为月经,如果津液不足,气血虚衰,冲任脉虚则发生月经失调。

(五)胞宫与月经

胞宫即是妇女的子宫,是排出月经和孕育胎儿的器官。由于胞宫的形态和生理功能与其他脏腑不同,所以《内经》称其为"奇恒之府"。胞宫除与十二经脉直接联属外,与冲、任、督、带四脉更为密切。女子到了14岁左右,肾气盛,天癸成熟,任脉气通,冲脉血盛,血海盈满,即开始月经来潮并有孕育的可能。

《医宗金鉴·妇科心法》言："男妇两科同一治，所异调经崩带症，嗣育胎前并产后，前阴乳疾不相同。"指出了妇人诸病，本与男子无异，故同其治也。其异于男子者，唯调经，经闭，带浊，崩漏，癥瘕，生育子嗣，胎前、产后诸病，及乳疾、前阴诸证不相同耳。

二、带下的生理现象

（一）带下产生的机制

生理之带，是指一般健康女子二七之年，肾气发育成熟，脏腑气血充盈，任督带奇经之脉发挥正常的生理作用，下达胞宫，渗注于阴道排出白色透明、无味的一种阴液。《沈氏女科辑要笺正》引王孟英言："带下，女子生而即有，津津常润，非本病也。"

（二）女性各生理期带下的变化

由于女性一生各阶段的不同生理变化，带下也随之发生改变。14 岁以前的少儿，肾气尚未发育，大多表现为带下量甚少；14 岁以后，肾气渐至成熟，肾精旺盛，带下量逐渐增多，于经间期（即排卵期）带下呈透明状，并出现拉丝现象；妊娠期带下量多于平时，质略黏稠；绝经后肾气渐衰，精血、津液匮乏，带下逐渐减少，阴中失于濡润而干涩。通过带下的不同特点，可以推断女性的不同生理周期。

（三）生理带下的作用

《景岳全书·妇人规》曰："盖白带出自胞宫……精之余也。"其具有润滑阴道，润泽外阴，防御外邪侵入的作用。

三、妊娠期生理现象

妊娠是从怀孕开始直到分娩前的整个全过程。历时 280 天，即"十月怀胎"。

（一）妊娠的机制

男精壮，女经调，是孕育的基础条件，而后两精相合而成形。从胚胎的着床即是孕育新生命的开始，由躯体、脑髓、骨骼、血脉、筋肉、皮肤、毛发、五脏六腑、形体、功能的形成，到随之产生了一个新的生命。

（二）妊娠期生理变化

胎儿居于母体之内，有赖母体的气血以养之，冲任以固之，胞脉以系之。因此，怀孕后出现月经停闭。但亦有少数人因气血有余，妊后每月仍按月行经，经量少于以往，无损于胎儿，此为"激经"或"盛胎"，属于个别生理，不作病论。

妊娠初期可见乳房逐渐增大，乳晕变黑，乳头变硬，白带增多，六脉滑疾等生理变化。

孕早期，阴血下聚养胎，冲气上逆，胃气失降，一般会出现择食、恶心、呕吐、喜食酸咸、晨起头眩、欲卧少起或口苦咽干等现象，轻者勿药，3个月后大多自安；重者尚需求医诊治，避免引起母胎其他疾病。

妊娠4~5个月，胎体增大，小腹膨隆。手太阴脉受阻则呼吸气粗，喜端坐而不欲俯仰。

妊娠七八个月以上，足太阴脾脉不畅，水湿泛溢，故出现眼睑及四肢轻度浮肿，如无其他兼症者，亦无需治疗，产后可自愈。

9个月左右，胎体愈大，压迫膀胱与直肠，故出现小便淋漓不畅，或大便秘结的现象；亦有因胎体增大，阻塞少阴肾脉，精血不能上营舌本，而出现声音嘶哑，语言难出者，谓之"子喑"，亦属妊娠末期常有的现象，无需治疗，产后自复。《素问·奇病论篇》曰："人有重身，九月而喑……胞络者系于肾，少阴之脉贯肾系舌本，故不能言……无治也，当十月复。"

四、临产期生理现象

妊妇临产前多有征兆，因胎位下移，常见小腹坠胀，有便意感，或"见红"等。《胎产心法》云："临产自有先兆，须知凡孕妇临产，或半月数日前，胎腹必下垂，小便多频数。"《医宗金鉴》亦云："妊娠八九个月时，或腹中痛，痛定仍然如常者，此名试胎……若月数已足，腹痛或作或止，腰不痛者，此名弄胎。"说明到妊娠末期常可出现子宫收缩，应与真正分娩相区别。

妊妇临产时，多见腰腹阵阵疼痛；痛甚，小腹坠胀；继续疼痛坠胀愈急，甚而前后二阴坠胀窘迫,似有二便俱急之象,胞浆大量流出,产妇中指端节两侧脉极甚,此为胎儿临盆之征象。《十产论》云:"正产者,盖妇人怀胎十月满足,阴阳气足,忽腰腹作阵疼痛,相次胎气顿陷,至于脐腹痛极甚,乃至腰间重痛,谷道挺进,继之浆破血下,儿遂自生。"晋代王叔和所著《脉经》中记载:"怀娠离经,其脉浮,设腹痛引腰脊,为今欲生也。""又法,妇人欲生,其脉离经,夜半觉,日中则生也。"明确表示分娩必腰痛,从规律宫缩至分娩大致为 12 小时,即所谓"子午相对",这与现代统计的第一、第二、第三产程的时间基本一致。

《达生篇》云:"渐痛渐紧,一阵紧一阵,是正产,不必惊慌。"应当帮助产妇正确认识分娩,消除恐惧心理和焦躁情绪,也不宜过早用力,以免气力消耗,影响分娩的顺利进行。切记"睡、忍痛、慢临盆"六字要诀。同时要保证产室寒温适宜,安静整洁,不能滥用催产之剂。

五、产褥期生理现象

产褥期包括妇女分娩到哺乳的整个过程,一般为 42 ~ 56 天。由于产时出血和产程用力,耗伤气血,致气血骤虚,百脉空虚,营卫失和,腠理疏松,则出现畏寒、自汗、倦怠、气怯、嗜睡等,此属产后生理之常,无须用药,要调养得当,休息七七左右,阴阳调和,气血充沛,胃气健旺,饮食增进,自然恢复常态。一般新产之后自阴道排出余血浊液,称为"恶露"。约持续 2 ~ 3 周,少腹无胀无痛,身无其他所苦者,此为产后生理之常;如果持续超过 3 周以上,即可诊断为"产后恶露不绝",需通过检查排除子宫复旧和感染等情况。要注意产后多虚多瘀的特点,审慎施治。

六、哺乳期生理现象

新产妇人,一般于产后第 1 ~ 2 天可以挤出初乳,而后在一周左右逐渐转为成熟母乳。母乳营养丰富,易消化,并有抗病能力,母乳喂养同时可促进母亲子宫收缩,减少出血。

乳汁为气血所化生,如产妇素体健康,五脏安和,气血充畅,分娩后冲气上逆,阳明气盛,蒸化为乳。乳汁一般呈乳白色,乳不清稀,又不浅淡,且无酸腐之气,此为生理之常。6 个月后乳量逐渐减少,应给新生儿适量增加辅食，母乳喂养宜在 12 个月左右。《胎产心法》云："产妇冲任血旺，脾胃气壮则乳足。"故产后乳汁是否充足，与脾胃气血是否健旺有直接联系。少乳、缺乳者，一般应以补气血，健脾胃为主。同时，在哺乳期产妇要保持精神舒畅，营养充足，乳房清洁，并按需哺乳，这对保证乳汁的质和量有重要意义。

哺乳期一般月经停止，不易受孕。但也有产妇身体健康，气血充盛而在哺乳期月经来潮，亦有受孕的可能。

第二章　女性特殊生理期的保健

由于女性的一生有月经、胎孕、产后、哺乳、绝经等各个阶段的生理变化，若不慎防护，即可发生相应的疾病。因此，重视女性特殊生理期的预防保健，避免发生妇科疾病，对提高妇女身心健康和生活质量以及民族的繁衍昌盛都具有十分重要的意义。

一、月经期

（1）保持外阴清洁，内裤要透气，卫生巾要常换，禁止经期游泳、坐浴及不必要的妇科检查，避免内外生殖器官感染等疾病的发生。

（2）注意避免惊恐暴怒，以免发生错经妄行、吐衄、崩漏、带下等。

（3）避免过度疲劳，以免损伤冲任发生崩中漏下、带下、子宫脱垂等。

（4）注意避免忧思郁怒，以免气滞血循不畅而发生月经后期、痛经、经闭、癥瘕等。

（5）注意勿贪食生冷且注意避免外受寒邪，以免血被寒凝而引起痛经、经闭、癥瘕等。

（6）禁止房事，以免损伤冲任发生崩漏、带下、痛经、经闭、癥瘕等。

（7）勿要剧烈运动，以免血气妄行而发生月经过多、崩漏、吐衄等。

保持精神愉快，做到饮食有节，起居有常，勿贪生冷刺激性食物，是减少和避免妇科疾病发生的重要环节。

二、妊娠期

妇女妊娠是一种自然生理现象，但在妊娠期多有阴血偏虚，肝阳妄动现象。妇人受孕后要分房静养，节饮食，慎起居，内调七情，外避风寒，勿持重用力，勿登高涉险，勿安逸多睡，以防胎前产后发生疾病。《素问·上古天真论篇》云："食饮有节，起居有常，不妄作劳，故能形与神俱。"因此，应注意以下事项。

（1）调节情志，禁戒房事，勿登高持重，以防流产或早产之弊。

（2）合理饮食，以保持脾胃和调，气血充盈而使胎孕正常。

（3）慎起居，避风寒，以防气血循行不畅而发生难产。

（4）妊妇衣带不要过紧，以免影响胎儿发育。

（5）坚持定期进行产前检查，观察胎儿的发育情况及胎位是否正常，以防临产时发生意外。

（6）注意胎教，古人提出"目不视恶色，耳不听淫声，口不出傲言，寝不侧，坐不边"，指出妊妇举止言谈对胎教有一定的影响。

三、临产

妇女临产是一自然生理现象，俗语云："瓜熟蒂落"。所以临产时，要使产妇按《达生篇》所述六字要诀——"睡、忍痛、慢临盆"的精神，做以下措施。

（1）临产时要使产妇安逸镇静，不要惊慌失措，要养惜精力，不要辗转反侧，曲腰按腹而耗伤气力，发生难产。

（2）要保持产室寒热适宜，切忌喧哗和私议，以免产妇精神不安而引起难产。

（3）饮食宜少吃勤餐，以免损伤脾胃，气血不充而发生难产。

（4）要破旧立新，推行新接生法，注意消毒，以防产后感染。

（5）不要妄投大攻骤补方药，以免耗气损血，或滞气涩血而发生疾病。

四、产后护理

妊妇分娩是一正常生理现象，但也有因产后护理不善而引起妇科疾病的，故应做到以下的护理工作。

（1）产房要保持寒暖适宜，衣被要厚薄得当，以防外感风寒而引起妇科病。

（2）夏日不要贪食寒凉，冬日不要近烈火，以免引起产后诸症。

（3）饮食要清淡，不宜过贪肥甘和辛辣食物，亦不要过饥过饱，以免损伤脾胃，气血不充而引起产后疾病。

（4）不宜过早参加劳动，以免损伤冲、任而发生崩漏或关节疼痛。

（5）要严禁房事，以免损伤冲、任二脉而引起崩漏、带下、癥瘕、不孕等病。

（6）要保持精神愉快，不要忿怒忧思，以免引起气逆血涩而发生腹痛、恶露不下、经闭、癥瘕等病。

五、提倡晚婚和计划生育

青年女子肾气未充，机体尚未完实，如早婚则会影响身体健康。或婚后生育子女过多，耗损气血和阴精而使机体衰弱，亦易发生妇科疾病。

提倡晚婚和计划生育，对于妇女的健康具有重大意义。所以，要认真做好宣传教育工作，使广大青年男女人人重视晚婚和计划生育，以保证妇女与儿童的身心健康。

第三章　妇科病的病因病机

人体脏腑、经络、阴阳、气血、津液、情志之间的生理活动，是互相联系、互相制约、互相滋生、互相依存的，妇女经带胎产的生理活动皆根于此。脏腑、经络、阴阳、气血、津液、情志等每一生理失调，都会导致妇女的经带胎产的异常而发生妇科疾病。

发病原因是错综复杂的，但总其大要，不外乎内触情志变动，或外感六淫的侵袭，内外两者互为因果。如内脏各系统生理功能正常，气血充盛，卫外固密，外邪就无从侵入。只有在内脏各系统生理功能失常的情况下，气血虚衰，卫外不同，外邪才能乘虚侵入。如《灵枢·百病始生》所云："风雨寒热不得虚，邪不能独伤人。卒然逢疾风暴雨而不病者，盖无虚，故邪不能独伤人。此必因虚邪之风，与其身形，两虚相得，乃客其形。"所以说人体正气虚是发生疾病的主要因素，外来的邪气乃是引起疾病的条件，而外邪必须通过内在因素，才能发生疾病。

上述外因六淫之邪，内因七情之变而引起的疾病，男女皆能得之。但根据妇女的经带胎产的生理特点，多因情志变异之为病尤甚，而因六淫之为病稍差。

第一节　病　因

一、外因

人生活在大自然里，整个生长发育和衰老过程，都与四季寒暑变迁有关。如《素问·离合真邪论篇》所云："天地温和则经水安静，天寒地冻则经水凝泣，天暑地热则经水沸溢，卒风暴起则经水波涌而陇起。"这说明自然界的气候变化是引起妇科疾病的条件之一。外界的气候变化尤以寒、热、湿邪为主要的致病因素。

（一）寒邪

寒属阴邪，易伤损阳气。如体表受寒，阳气被遏而使血循不畅，胞络脉闭而导致月经后期或痛经、经闭、带下、癥瘕、不孕等证。

（二）热邪

热属阳邪，易耗损阴精。如体表受热，阴液被耗，内热蒸发，迫血妄行，冲、任二脉失调则发生月经先期、月经过多或吐衄、崩漏、流产以及产后发热等。

（三）湿邪

湿为阴邪，易伤脾肾之阳。如体表受湿，卫阳受阻，体阳不得宣达，湿浊内盛则发生带下或阴痒、阴肿、阴痛、腹泻、浮肿诸证。

二、内因

（一）情志内伤

妇人以血为本，其经、孕、产、乳的生理过程，往往受到情志和外界刺激因素的影响。《素问·阴阳应象大论篇》有"人有五脏化五气，以生喜、怒、悲、忧、恐"。言明五脏所化生之精气是精神情志活动的物质基础。当七情太过或不及均可影响脏腑气血化生而引起疾病。七情为病尤以怒、思、恐为多。

（1）怒则伤肝：素体抑郁忿怒，导致气机不畅，肝失疏泄，进而影响胞宫、冲任二脉，则可出现经行情志异常、月经失调、痛经、不孕、妇人脏躁等病。《景岳全书·妇人规》言："妇人之病不易治，……此其情之使然也。"

（2）思则伤脾：忧思不解，脾气不运，影响气血化源，而致月经过少、月经后期、闭经、不孕等。

（3）恐则伤肾：过度惊恐导致气血逆乱，经云："惊则气乱，恐则气下。"惊恐则致月经过多、崩漏、胎动不安、不孕。

（二）生活因素

生活因素引起的妇科疾病主要见于以下几个方面。

（1）房劳多产：易损伤肾气，耗伤肾精，致肾中阴阳失调，损伤冲任、胞宫、胞脉、胞络，从而发经、带、胎、产诸多病证。古言"合男女必有节"，经期、产后，余血未尽而合阴阳，易引发多种妇科疾病，特别是生殖系统感染性疾病，如阴道炎、宫颈炎、盆腔炎性疾病等。

（2）饮食失节：由于饮食失宜，暴饮暴食、偏嗜、节食等，而损伤脾胃，使脾胃运化失常，导致气血化源不足，则可出现月经过少、月经后期、闭经、胎萎不长、不孕等。

（3）劳逸过度：妇女在经、带、胎、产的特殊生理期，要注意劳逸结合，若过于操劳，容易伤及气血，损伤五脏，变生虚证，故经云"劳则伤气"；但若过于安逸，亦可影响气血运行，导致气血运行不畅，易发生痛经、月经过少、滞产等病。

（4）跌仆损伤：妇女经产之际跌仆闪挫可直接损伤胞宫、胞脉、胞络及冲任二脉，导致经漏、胎动不安、小产、滑胎等等。

除以上诸多病因与妇科疾病发生密切相关以外，体质也是决定疾病发生的重要因素。先天体质强弱取决于父母之精，张景岳称此为"禀赋"，受之于父母。后天一些不良的生活习惯、嗜好等损伤也可影响体质发生变化，导致脏腑失调，气血、津液不足而发生妇科疾病。

第二节　病　机

妇人以血为本，而血又生化于脾、总统于心、藏受于肝、宣布于肺、施泄于肾。故妇女的经、带、胎、产都与脏腑关系密切，如果脏腑功能失常，就会影响脏腑、经络、阴阳、气血、津液之间的协调而发生妇科疾病，其中尤以肾、肝、脾三脏功能失调为多见。

一、脏腑功能失调

（一）肾

肾主藏精，又主骨生髓，其华在发。其生理功能总司五脏之精气，主骨生髓，补益脑海，濡养全身各部。肾为冲任之本，孕育之根。妇女的经、孕、产、乳等都是脏腑功能作用于胞宫的体现，若肾的功能失常，则五脏六腑皆失所悖，继而影响到胞宫，胞脉胞络随之发生病理变化，发生经、带、胎、产、杂等妇科疾病，《素问·奇病论篇》曰："胞络者，系于肾。"因此肾气的盛衰直接影响胞宫的功能。

如肾阴不足则出现头眩、耳鸣、目花、失眠、善惊、健忘、腰痛、足跟痛、手足心热、潮热盗汗、面红颧赤、唇舌干红无苔、口干不欲饮、脉细数。若阴血两虚则发生月经量少或经闭、月经后期、痛经及经断前后诸症；妊娠则出现子烦、子淋、子嗽、子喑、子痫、不孕、胎动不安；产后则出现痉病、大便难、腰痛。

阴虚相火妄动，灼伤胞脉，损伤冲任则发生月经先期、月经量多、崩漏、经行吐衄或胎动不安、不孕等。

肾阳不足则出现头眩健忘或腰酸腿软、遗尿、手足不温、面如积尘、舌质淡润、脉沉弱。由于肾气不足，膏脂不生，阴精不化则发生月经后期，痛经或经闭。

阳虚湿浊下注则白带绵绵、妊娠浮肿、经期腹泻、妊娠腹痛或不孕。

阳虚寒凝则经闭、痛经、癥瘕，或产后腹痛、难产、胞衣不下以及恶露不下、产后小便不通。

肾气不摄，冲任不固则崩漏、胎动不安、子宫脱垂、小便失禁、阴吹等。

（二）肝

肝主疏泄、藏血，又主筋膜，其华在爪。其生理功能是疏泄精微，贮藏血液，调节血量平衡。人的脏腑、肢体、筋肉、关节等的活动，全赖肝的气血濡养，肝的气血有余或不足皆表现于四肢的指甲。肝主疏泄，性喜条达，若因情志不遂，肝失条达则发生诸多妇科疾病。《医碥》中有"郁则不舒，则皆肝木之病矣"的记载。女性情绪较易波动，故肝气郁结在发病人群中，又以女性发病率较为高。故有"肝为女子先天"之说，突出了肝在妇女生理、病理方面的重要性。

若肝阴不足，虚火上炎，则出现头晕、胆怯、恐惧、目花、眼角干涩或四肢拘急，面色潮红，唇舌干红无苔，脉弦细数。阴血两虚，血海不足则月经量少、经闭、经断前后诸证和妊娠子烦、子淋、子痛或产后发热、产后痉病。虚热灼伤胞脉，迫血妄行则使月经先期或月经过多、崩漏、胎动不安。

肝经实热则出现性躁多怒、胸胁胀满、头眩目花、口苦咽干、面红舌赤苔黄燥或大便秘结、小便少赤，脉弦数有力。肝火妄动，迫血妄行则上为吐衄，下为崩漏，或出现经期便血、尿血、妊娠激经、胎动不安，以及妊娠呕吐、子烦、子淋、乳汁自出。

肝经湿热，损伤带脉则出现赤带、黄带、阴痒、阴肿。

肝气郁滞、血循不畅则月经涩少、月经后期、痛经、经闭、癥瘕、不孕，或妊娠腹痛、子满，或产后恶露不下，胞衣不下，以及产后血晕、难产、乳汁不通。

肝为相火之宅，易伤阴血，而阳虚少见，故不赘述。

（三）脾

脾主运化，又主肌肉，其华在唇。其生理功能主运化水谷精微，上输于心肺，变化为气血，濡养脏腑及诸经百骸。所谓脾是五脏之母，生化气血之源泉。沈目南《金匮要略注》曰："五脏六腑之血，全赖脾气统摄。"若因忧虑不已，或饮食失节，损伤脾胃则发生脾病。

如脾气不足，则饮食减少、肌肉消瘦、体重身倦、腹胀便溏、眼睑及四肢浮肿、面色萎黄、唇舌淡润、脉虚缓。由于脾虚阴血不生则出现月经量少或月经后期，甚至经闭、不孕。

脾虚中气下陷则发生崩漏或子宫脱垂、胎动不安，甚而产后血晕、小便失禁、恶露不绝、阴吹等。

脾虚湿盛则白带绵绵，经期腹泻；妊娠则浮肿、呕吐等病。

脾为至阴之脏，易伤阳气而少见阴虚证，故不赘述。

（四）心

心主血脉，又主神明，其华在面。心的生理功能是统摄运行诸经之血，人的精神面貌和思维活动全赖于此。而冲、任、督三脉同起于胞中而上行，冲脉"至胸中而散"。任脉行于身前主一身之阴，督脉行于身后主一身之阳，一前一后，"贯心""入目""络脑"。由此可见胞宫通过经络的联属，与"神明之心"有密切的关系。心的气血有余或不足，主要表现在面部，若劳思过度，耗损气血，就会影响心的正常功能，从而发生心病。

如心阴血不足，虚火上炎则出现面红颧赤、唇舌干红无苔以及心悸、善惊、失眠、手足心热、脉细数无力。阴虚血少，胞脉空虚则发生月经量少，或经闭，或产后虚烦、狂妄、怔忡。

心阳气不足则出现面色淡白、唇舌淡润、头眩、心悸、气短，动则汗出，语言无力，四肢不温，脉微且弱。若阳气不化，阴血不生则发生月经量少，或经闭，或产后恍惚。

（五）肺

肺主气，又主肃降，其荣皮毛。其生理功能主朝百脉，输布水谷精微，如雾露之溉，濡养全身各部。血源于水谷精微，而水谷精微需上达于肺才能化赤为血。《灵枢·营卫生会》谓："中焦亦并胃中，出上焦之后，此所受气者，泌糟粕，蒸津液，化其精微，上注于肺脉，乃化而为血，以奉生身。"《素问·经脉别论篇》云："脉气流经，经气归于肺，肺朝百脉。"如肺的气血有余或不足则表现于皮毛。若肺失肃降，百脉皆虚则发生肺病。

若肺阴不足，虚火灼伤肺络则出现干咳、气短、喉干、胸痛、呼吸困难和皮肤不润，毛发枯焦、潮热、盗汗、手足心热、面红颧赤、舌干红无苔，脉滑数无力。由于阴血不足则出现血枯经闭或妊娠子嗽、子喑、子淋、子烦，产后虚烦。

阴虚火动，迫血妄行，上则为吐血、衄血，下则为崩血、漏血。

肺阳不足则出现咳痰、气短、胸闷不得卧、动则汗出、手足不温、面色浮白、唇舌淡润、脉虚滑。

肺气不宣，肃降不利，水气泛溢则出现喘咳不得卧或月经不通、全身浮肿、小便不利等病。

肺气不固，冲任脉虚则出现月经先期或过多甚至崩漏、恶露不绝、子宫脱垂、胎动不安或子淋、遗尿及产后血晕、乳汁自出、阴吹等。

二、气血失调

气是构成人体的基本物质，也是维持人体生命活动的原动力，脏腑经络活动的表现皆赖气的推动；血为脾胃所纳水谷化生之精微物质，亦可由肾精化生而来，内养五脏六腑，外濡形体肌肤，是人体精神活动的物质基础。妇人经、孕、产、乳都是以血为用，且皆易耗血，使机体常处于血分不足、气偏有余的状态。《灵枢·五音五味》云："妇人之生，有余于气，不足于血，以其数脱血也。"气血之间是相互依存、相互滋生的，伤于血，必影响到气，伤于气，也会影响到血，所以临证时应该分析是以血为主还是以气为先的不同病机。一般来说来，情志变化主要引起气分病变，而寒、热、湿邪则主要引起血分病变。

气分为病，常见气虚、气陷、气滞、气逆，与肾、脾、肺关系密切。若脾肾气虚，冲任失固，即可发生月经先期、月经过多、崩漏、滑胎、堕胎、小产、产后恶露不绝等；若气虚下陷，系胞无力，则子宫脱垂；气滞（气结）则血滞，冲任失畅，血行迟滞，可致经行后期、痛经、经闭，甚则结块形成癥瘕积聚；怒则气上，冲气随之而上，经期气逆血上，可出现经行衄血，孕期可出现妊娠呕吐。

此外，六淫之邪中寒、热、湿邪常引起血分病变。寒与血结，血为寒凝，冲任失畅，可致月经后期、月经过少、痛经、闭经、癥瘕、产后腹痛等。热与血搏，损伤冲任，迫血妄行，可致月经先期、月经过多、崩漏、经断复来、堕胎、小产、产后发热、恶露不绝等。湿伤于血，遇热则化为湿热，损伤任带二脉，可致带下病、阴痒等；逢寒则化为寒湿，客于冲任，血行失畅，可致痛经、闭经等。

第四章　妇科病的诊断

妇科的诊断大致与内科诊断相同，以四诊八纲为辨证的准则。但根据妇女的经带胎产的生理特点，在诊断上亦存在着一定的差异，应在不同的病理情况下，进行细致的分析与判断，找出疾病的发生原因和病理机转，确定脏腑、经络、气血的病变性质，作为妇科疾病辨证施治的依据。

第一节　四　诊

四诊即以望、闻、问、切四个诊断方法，对患者进行全面了解，通过直观获得的信息，四诊合参，综合分析疾病性质，为诊治疾病提供充分的依据。

一、望诊

医者对患者颜面和全身各部及其分泌排泄的物质进行观察，可以查知病变所在和疾病性质。本条着重概述面、唇、舌三部的望诊。

（一）望面色

面部内应脏腑，为经络所会，气血所通，神明所表现。因此，通过望面色，可以了解脏腑之寒热，气血之盛衰，经络之疏塞，病情之虚实，经带胎产之常变。

1. 面色青白

多属阳虚阴寒内盛。主痛经、月经后期、血凝经闭、白带清冷。

2. 面色青紫且暗

多属肝经气滞血瘀。主痛经、月经后期、月经先后无定期或血瘀经闭、癥瘕、不孕、带下等证。

3. 面色深红

多属心火内炽、血分实热。主月经先期、月经过多或经期吐衄、崩漏等证。

4. 面色白而两颧赤

多属阴虚火旺，血分虚热。主月经先期、月经量少或闭经、经后吐衄等证。

5. 面色㿠白，身体胖

多属气虚痰盛。因气虚不固，可致月经过多，月经清稀等；痰湿血不生化，可致月经量少或闭经、不孕、带下等；因素体瘦弱，气血两虚，可致月经量少或血枯经闭等。

6. 面色苍白

多为急性大出血或气血两虚。主崩漏、产后血崩、流产等。

7. 面色淡黄，身体浮胖

多属脾虚湿盛。主月经量少和经期腹泻，白带下注和阴痒。因中气不足，脾不生血，可致月经后期、月经量少或闭经；气虚不摄，可致月经过多或崩漏等。

8. 面色萎黄

多属脾虚。常因阴血不足而致月经量少或月经后期，甚至闭经、不孕等。

9. 面色灰黑颧赤

多属肾阴不足，虚火上炎。主经后吐衄、月经量少或闭经、不孕等。

10. 面色晦暗

多属肾阳不足，阴血不生。主月经量少，经行后期或闭经。肾气不固可致月经过多或崩漏、流产、带下等。

(二) 望唇色

脾开窍于口，其华在唇。冲、任、督及足阳明经皆上通于唇。望唇色可知脏腑寒热和气血虚实及经带胎产之常变。

1. 唇色深红

多属血分之实热。主月经先期、月经过多或崩漏、吐衄、胎动不安等。

2. 唇色鲜红

多属血分虚热。主月经先期、月经量少或闭经、经后吐衄、子烦、产后痉病等。

3. 唇色紫暗

多属瘀血。主月经后期、痛经或闭经、恶露不下、血证等。

4. 唇色淡白

属气虚血亏。主月经量少或血亏经闭、气虚不固、崩漏等。

（三）望舌

舌诊是中医学特有的一种诊断方法，是辨证施治的重要依据之一。足少阴之别脉、足少阴之脉、足厥阴之脉和足太阴之脉皆通于舌本，望舌色可知脏腑之变化，气血之盛衰，津液之荣枯和疾病之属性，病情之虚实，病势之进退。望舌苔可以辨别脏腑之寒热，气血之盈亏，津液之枯泽及病情之属性，病势之善恶。

本条着重望舌色与舌苔，以参辨阴阳寒热。

1. 舌色鲜红无津

多属阴虚血热。主月经先期、月经量少或血少经闭等。

2. 舌色深红

多属气实血热。主月经先期、月经过多或崩漏等。

3. 舌色紫暗而有瘀点

多属瘀血停滞。主月经后期、痛经或闭经、血证等。

4. 舌色青紫

多属寒凝血瘀，气不宣通。主月经后期、痛经或闭经、癥瘕、恶露不下、胞衣不下、产后血晕等。

5. 舌色淡白不荣

多属气血两虚。主月经量少、闭经、崩漏或产后失血、产后血晕等。

6. 舌色青暗

多属阳虚阴盛。主月经后期、痛经或闭经、癥瘕、不孕、白带清冷等。

7. 舌尖红

多属心火上炎。主月经过多、月经先期、崩漏等。

8. 舌苔色黄

属热。若黄而燥，为热伤津液；黄而腻，为湿热相搏。

9. 舌苔色白

属寒。若白薄而润，为表受寒邪；白而腻，为脾肾阳虚，湿浊内停；舌淡苔白，为气虚血少。

10. 舌红而有花剥苔

为阴虚血亏之象。

二、闻诊

闻诊有两种含义，其一是医者在诊查病情时，用耳朵听患者的语音和呼吸等；其二是用嗅觉闻患者排出的月经、带下、恶露的气味，通过这种诊断方法，可以察辨病证的寒热虚实。

（一）听声音和呼吸

听患者语言低微而无力为气虚；语言高昂而有力为气实。呼吸气怯而不得续息为气虚；呼吸气粗而时有太息为气滞。此外，妇人妊娠 20 周左右用听诊器在孕妇腹壁相应的位置可以听到胎心音，胎心的强弱对判断胎儿宫内发育等具有重要的价值。

（二）闻气味

闻患者经、带、唾液、恶露的气味，腥臭者多为虚寒；臭秽者多属实热或瘀浊败血。

三、问诊

问诊在临床上十分重要。善于问者，详审患者发病原因，细辨寒热虚实，立法有据，施药有方；否则粗简定论，妄投方药则误人。正如《素问·徵四失论篇》所云："诊病不问其始，忧患饮食之失节，起居之过度，或伤于毒，不先言此，卒持寸口，何病能中。"历代医家于临床上都十分重视问诊，如果对患者专以持脉辨证，就像盲人投篮一样，百发不中一也。

（一）问年龄

对妇女问诊首先要了解青春期、中年期、晚年期三个阶段的情况。《河间六书》指出："妇人童幼天癸未行之间，皆属少阴；天癸既行，皆从厥阴论之；天癸既绝，乃属太阴经也。"这说明在妇女青春时期发育成长过程中，皆始于肾气而促使天癸成熟，月经来潮，虽然如此，但整个机体尚未完实，病邪易损伤于肾，而影响冲任脉的充盛，则发生月经病；中年时期先天完实，皆始于肝气充实，气血方盛，性情常欲激动，此则影响肝的疏泄，冲任失调，多从肝调之；晚年时期，精气渐衰，气血不充，冲任脉虚，皆赖于脾胃化生水谷精微以滋养。

由于女性三个阶段的生理变化不同，疾病的发生和转化亦有不同。治疗上青春期勿损于肾；中年期勿伤于肝；晚年期勿犯于脾胃。病症结合，予以辨证施治。

（二）问月经

包括了解月经初潮年龄和月经周期、经行天数、经量、经色、经质、经味，是否痛经、逆经以及经期吐泻等情况。

一般月经提前超过一周以上，多属血热，但也有因气虚不固提前的；若推迟超过一周以上的，多属血寒，但也有因血虚冲任不足，血海不能按时满溢而后期的。

若血少为虚，但也有因血滞而涩少者为实的。血多为实，但也有因气虚不固而血多为虚的。

若月经清稀浅淡，为虚寒；若深浊稠黏，为实热；若血块黑紫而暗，为寒之极；若血块黑紫而明，为热之极；若黄如米泔，为脾虚湿盛；若浅淡如水，多为气血两虚。

若月经腥臭，属寒；臭秽者，属热；若恶臭难闻者，为内溃险恶之候。

若腹痛而微胀者，为血凝碍气；若腹胀而微痛者，为气滞碍血；若胀痛相持者，为气血同病；若小腹绞痛而冷者，为寒湿凝滞；若小腹剧痛而热者，为热极血滞；若腹痛喜温而拒按，属实寒；腹痛喜温而不拒按，属虚寒；若腹痛喜凉而拒按，属实热；腹痛喜凉而不拒按，属虚热；若月经前小腹疼痛，多属实；月经后小腹疼痛，多属虚。

经前吐衄者，为肝火灼伤肺络，属实热；若经后吐衄者，为阴虚肺燥，属虚热；若热扰血海，迫血妄行，下为崩漏，为虚热。

经期泄泻完谷不化，属脾胃虚弱；若泻如鸭溏，属脾胃虚寒；泻下清冷，晨起尤甚，属肾阳不足。

（三）问带下

若带下色白如涕，为白带，出于胞中，属脾气虚弱；若清稀如水，属脾肾阳虚；若色黄或黄绿色，属湿热下注；若色黄稠黏臭秽或兼血液或外阴部瘙痒肿痛，属肝经湿热以及感染湿毒；若色见赤白，属肝经郁热灼伤胞脉；若色见五色，有腐败之气，属内溃险恶之候。

若思想无穷，所得不愿，意淫于外，色白如胶，为白淫，出于精窍，属肾气衰败；若色灰白如米泔，小便不利，为白浊，出于膀胱，属膀胱气虚。

（四）问妊娠

正常妇女妊娠后起居如故，饮食如常，身无所苦。

若妇人平素体弱多病，不曾受孕，或孕后屡次流产，且有头眩耳鸣、健忘、尿频、白带清稀者，为肾气不足，冲任亏损；若体盛浮胖，腰酸体重，白带绵绵而久不孕育者，为脾阳不足，湿浊壅塞胞宫；若性躁多怒，胸胁满而经期乳房胀痛，月经失调而不孕育者，为肝郁气滞，疏泄失常。

若素体多火，孕后不足三月曾多次流产者，为胞热伤胎；平素气血两亏，孕后无故流产者，为胎失所养而自堕矣；素体健康，孕后登高持重而流产者，为劳损胞胎。

于妊娠3个月左右，腹痛绵绵，喜温喜按，为脾肾阳虚；若腹胀、胸胁满、少腹痛者，为肝经气滞；若少腹痛，不拒按，目花、耳鸣、皮肤干涩者，为阴虚血少；若脘腹疼痛和呕吐便溏者，为脾胃虚弱。

妊娠6个月以上，面浮、胸闷、气促和小便不利者，为肺气不宣，水津失布；若面浮、肢肿和腹胀便溏者，为脾虚湿盛；若面浮、足跗肿、腰酸、尿少，为肾气不足，膀胱不化；若头晕目眩、下肢浮肿或手足心热，为阴虚肝阳偏亢，亦为先兆子痫。

妊娠七八月以上，尿频而少，甚至点滴难出，无其他症状者，为胎儿压迫膀胱；若小便频数和尿道热痛者，为子淋；若小便频数而尿道无痛且尿色清白者，为虚寒之淋。

（五）问产后

主要问产妇出血多少，血液有无臭气，有无腹痛及其他症状。若产后出血量少，血色鲜红且腹无疼痛或微痛而不拒按者，为阴虚血少；若出血量多且血色深红有臭气者，为实热；若出血量过多且冷汗自出、腹无胀无痛者，为气虚血脱之兆；若出血量涩少且血色紫暗、腹痛拒按者，为瘀血不下，恶露上攻之征。若瘀血冲心，则昏冒不识人，舌强不能言语，唇舌紫暗；冲肺，则喘急不得卧，鼻翼煽动，面色深红而唇舌紫暗；冲胃，则胸闷呕血，频频呃逆，胃脘刺痛，唇舌紫暗，此为产后"三冲"危急之候。

产后一般阴血多虚，津液不足，往往发生大便难、发热等证。故朱丹溪云："产后当大补。"

（六）其他

通过询问首先了解到疾病发生的原因、生活环境、职业、性情、嗜好、家庭情况及有无家族遗传病病史。对现症、兼症、宿疾，全面系统进行综合分析，预测病情转化，以便准确地确定治疗方针。例如既往患过慢性肾病，而今又发生崩漏，延绵不愈，就应考虑是否由肾虚冲任不固而导致崩中漏下。又如既往患过肺结核，而现在又发生经闭，长时间月经不通，亦应考虑到是否是由于肺阴虚而引起的血枯经闭。在治疗上，前者应补肾固冲兼止血，不治血则血可自止；后者应滋阴补肺稍佐通络，不破血则经自通。

另外，如妊娠数月胎动不安而又复感风寒，在治疗上，应以安胎为主，稍佐解表。此乃补正兼攻邪之法，可使胎安邪解而不伤正。又如平素性躁多火，肝经郁热，而今又发生月经过多或崩血大下者，在治疗上，应以清热凉血稍佐止血，不止血而清热则血自安。正如古人所谓："治病务求其本。"总之，疾病的发生是错综复杂的，既有新病、宿疾之不同，也有兼寒、兼热、兼虚、兼实之差。医者必须全面了解，精心分析，抓住主要矛盾进行辨证施治。

四、切诊

诊脉主要以浮、沉、迟、数、滑、涩、虚、实八纲之脉为辨证的准则。并根据妇女的经、带、胎、产的生理特点及病理变化不同，在临床上结合不同的脉症，辨别阴、阳、表、里、寒、热、虚、实，确定治疗方针。

（一）切脉

1. 浮脉主表

有寒、热、虚、实之不同。如脉浮紧或浮迟均有力，为表实寒，多属经期感冒风寒而出现身痛发热恶寒而无汗者；若浮紧或浮迟均无力，为表虚寒，多属素体阳虚，经期又感受外界的虚寒冷风，故引起身痛恶寒无热而无汗。脉浮数或浮洪均有力，为表实热，此多属体内多火，血分实热，经期又感冒风热，两阳相得，迫血妄行，故出现错经妄行、崩漏、吐衄等；若脉浮数或浮洪均无力，多属体内阴虚，血分虚热，经期又感受虚热风邪，耗伤阴液，因此出现阴虚发热、月经量少或经闭等证。

2. 沉脉主里

亦有寒、热、虚、实之分。如脉紧或沉迟而有力，为实寒，多属体内阴寒过盛，阳气不达，血被寒凝，因而出现月经后期、痛经、经闭、癥瘕、不孕等证；若脉沉紧或沉迟皆无力，多为虚寒，多属体内阳气不足，寒湿反聚，因此发生月经清稀、经期泄泻、白带下注、不孕、流产等。若沉数有力，为里实热，多属体内阳气偏盛，迫血妄行，故出现月经先期、月经过多或经期吐衄、崩漏等；若沉数无力，为里虚热，此多属体内阴血不足，阴虚火旺，灼伤阴液，因而发生月经量少或血少经闭、不孕等证，或虚热化火，损伤胞脉，致使月经先期、经后吐衄。沉滑为痰食为患，多见癥瘕积聚；沉涩主血瘀停滞，多见胞脉不通的痛证。

3. 迟脉主寒

迟而有力，为实寒，多属体内阴寒过盛，阳气不能宣达，常可发生月经后期、痛经或经闭、癥瘕、不孕等证；迟而无力，为里虚寒，多属体内阳气不足，寒湿相聚，可发生月经后期、经期腹泻、痛经、经闭、带下、不孕、流产、子宫脱垂等病。

4. 数脉主热

数而有力，为实热，多见体内阳气偏盛，血被热迫，从而发生月经先期、月经过多或崩漏、经期吐衄之证；若脉数无力，为虚热，多属体内阴血不足，虚热灼伤胞脉，故发生月经先期、月经量少或经闭等病。

5. 滑脉属阳

滑而无力，为气虚痰盛，阴血不化，多见月经量少、经闭、带下、妊娠子嗽、不孕之证；若脉滑有力，为气实血有余，因而发生血瘀经闭、血证等。

6. 涩脉属阴

涩而无力，为血少气虚，可发生月经量少、闭经、不孕等证；若脉涩有力，为气滞血凝，可发生月经涩少、痛经、经闭、癥瘕之病。

7. 虚脉属不足

为阴阳气血皆虚。如果阳气不足，则出现月经量少、色清稀、腹泻、带下或不孕、流产、子宫脱垂之证；如果阴血不足，则出现月经量少、色浅淡或经闭、不孕、流产等证。

8. 实脉属有余

为阴阳气血过盛。多见于实热内结，痰热食积停滞，故可发生妊娠恶阻、子烦、子痫、肠覃、瘕聚。

9. 月经脉

妇女月经将至、经期或经将净时多见滑脉，脉至正常，脉律匀和，为月经常脉。如失血过多，则脉见虚大无力或见芤脉；崩中脉多见尺脉虚、寸脉搏击。左手寸脉、关脉调和，但尺脉绝而不至的，月经多为不利；尺脉微涩，为虚闭证；尺脉滑，为实闭证。

10. 带下病脉

带下量多色白常见濡脉、滑脉，多属脾虚湿盛；带下清冷色白可见沉迟脉，多属肾阳虚损；带下色黄或赤白常见弦数脉，多见于湿热。

11. 妊娠脉

妇女平素月经正常，突然闭经二三月左右，见有呕吐，嗜酸，厌恶油腻并欲卧少起，精神不振，面容憔悴，面色黄白，乳头、乳晕着色，六脉和平滑利，此为妊娠之常脉。但也有由于孕妇体质强弱之差别，脉象不同者。若素体虚弱，气血不足，孕后脉见细弱或沉细者，易发生胎动不安、堕胎、胎萎不长等证；若脉弦滑有力或往来涩滞，多见妊娠腹痛、子死腹中，若在妊娠中晚期要注意子痫发生。

在诊脉的同时，要注意对母胎情况进行全面的观察和了解，做到早预防、早诊断及早治疗，这对优生优育具有十分重要的意义。

古有诊脉和观孕妇腹形辨别男女胎之说，即左脉滑大为男，右脉滑大为女。寸脉动甚为男，尺脉动甚为女。若妊娠5个月以上，脐硬腹大如釜为男，胎儿面向母背，其背脊抵母腹；若脐软腹大如箕为女，胎儿面向母腹，其足膝抵母腹，故有其形。以上之论均是受历史条件限制产生，在医学科技发展的现代，医者不可推崇这种不科学的鉴别方法。

12. 临产脉

又称离经脉，为六脉浮大而滑，即产时则尺脉转急，如切绳转珠，同时中指本节、中节甚至末端指侧动脉搏动。正如《证治准绳》中记载："诊其尺脉转急，如切绳转珠者，即产也。"

13. 产后脉

妇人产后气血亏虚，故脉象多为虚缓平和。若脉滑而数，多属阴血未复，虚阳上泛，或外感实邪；脉沉细涩弱者，多属血脱虚损诸证。

（二）按诊（触诊）

按诊也是妇女疾病的常用诊断方法，于临床上可以按触病之所在和虚实，但必须与其他诊法相结合，才能准确地掌握病情变化从而确定治疗方针。

在脐部周围，按触可候冲任脉气之盛衰。如脐部周围有动气应指，和缓流利，一息跳动4~5次，与寸口脉相应，为五脏气盛；如跳动沉迟，为命火气衰；若跳动微弱，一息2~3次，为冲任气衰；若跳动有力，一息6次以上者，为冲任伏热。

经闭或经期腹痛，按触小腹坚块疼痛，推之不移，重按痛甚，为瘀血；若腹痛无块按之痛减，为血虚；若腹胀有包块，推之移动，为气滞。

若四肢冷凉，多为阳虚、气虚之征；若手足心热，则属阴虚内热之象。

妊娠肿胀者，临诊常按下肢。若按胫凹陷明显，甚或没者，多属水盛肿胀；按之压痕不显，随手而起者，属气盛肿胀。

第二节　八纲辨证

八纲辨证是临床上一切辨证的纲领。人体脏腑、经络、阴阳、气血、津液等生理活动，都离不开各个系统之间的互相协调，互相为用而保持阴阳平衡，气血充沛，故能精神如常，动作不衰。反之，内脏各系统失调，致使阴阳气血互不平衡，则发生妇科疾病。八纲虽分阴阳表里寒热虚实，总之不外乎以阴阳二字括之。如《素问·阴阳应象大论篇》曰："阴阳者，天地之道也……变化之父母，生杀之本始，神明之府也。治病必求于本。"

一、虚寒与实寒

1. 虚寒（包括阳虚气虚）

由于平素肾阳不足，命火虚衰，或过度疲劳，或饮食失节，损伤脾气，体内阴寒偏盛，即易发生肠鸣腹泻腹痛，月经后期，经色清稀，带下绵绵，尿色清白，四肢不温，喜温而恶寒，面色青白，唇舌淡润，苔白滑，口不干不渴，脉沉迟或沉缓无力等症。

2. 实寒（包括气滞寒凝）

由于素体多寒，经期产后又贪食生冷之物，或久居阴湿之处，或从事水湿工作，或感受阴雨雾露致体内阳气不达，寒湿凝聚，即会发生小腹坠痛、月经后期或经闭、腹痛喜温拒按、白带下注、四肢厥逆、面色青暗、唇舌青紫、苔白滑、口润不渴、大便结、小便清白、脉沉紧有力等症。

二、虚热与实热

1. 虚热（包括阴虚血热）

由于素体阴血不足，或久病伤阴损血，或产多乳众，或不节房事，因而致使阴精血液不足，故月经量少、色鲜红，甚至经闭、小腹微痛不拒按、头眩、心悸、手足心热、潮热盗汗、面红颧赤、舌红无苔、口干不欲饮、脉细数。

2. 实热（包括气实血盛）

平素性躁多怒，或长途暴日外感风热而致血分郁热，故出现月经先期、月经过多而血色深红、腹痛拒按、大便秘、小便混赤、头眩、心烦、面赤、唇舌干红、舌苔黄燥、四肢发热、口渴饮冷、脉弦洪有力等症。

三、寒热虚实假证

在运用四诊八纲辨别寒热虚实时，更要详辨寒中有热，热中有寒；或真寒假热，真热假寒；或虚中挟实，实中挟虚；或真虚假实，真实假虚。

1. 寒热假证

真寒假热浮阳于外，故面色浮红，身热而脉浮，口干不欲饮，或渴喜热饮，舌润苔滑白，大便溏，小便清白；若真热假寒拒阴于外，故面色青白，身冷而脉沉，口渴饮冷，舌燥苔黄，大便秘结，小便少赤。正如古人云："阴盛格阳，阳盛格阴""阴极似阳，阳极似阴"。

2. 虚实假证

妇女血虚气弱而经闭，但腹部胀满，不拒按，此属真虚假实之候。故古人有云："虚有盛候，误补益疾。"又云："大实有羸，反泻含冤。"若气滞血瘀崩漏，腹痛拒按，漏下则痛减，此属真实假虚之候。

此寒热虚实真假辨证之言，对于临床十分重要。医者如果粗心大意，不辨虚实，不审寒热而妄投方药，可致使病变由轻而重，由重而危，甚至死亡。

第三节　病因辨证

妇科疾病治疗原则与其他各科一样，于临床诊断上要注意从整体出发，强调辨证施治，主张治病必求其本，并要分清标本缓急，轻重主次，因势利导，因时、因地、因人制宜，解决好扶正祛邪的辩证关系。

妇科疾病的治疗应遵循寒者温之，热者清之，虚者补之，实者泻之，滑者固之的原则，对症施治，以平为期。《景岳全书》云："调经之法，但欲得其和平。"寒者温之：虚寒者，宜温而补之；实寒者，宜温而散之。热者清之：虚热者，宜养阴清热；实热者，宜清热泻火。虚者补之：气虚者，宜补气益阳；血虚者，宜养血滋阴；气血两虚者，宜并补气血；阴虚者，宜滋阴壮水；阳虚者，宜补阳益火。实者泻之：实热者，宜用冷攻；实寒者，宜用温下。滑者固之：阴脱者，宜用固精涩血；阳脱者，宜用益气回阳。阴脱能导致阳气外越，而阳脱亦能导致阴精内竭，此证甚是危机，医者万不可忽视从事，应积极予以输血补液，尚可挽救生命。

一、外因辨治

外因六气变异之为病，六气之中尤以寒、热、湿是致病的主要因素。妇女当经期、产后一时不慎，易被外邪侵袭而发生妇科疾病，但必兼见表证现象。

（一）寒邪

寒邪之为病乃寒邪侵伤，血因寒凝，脉道不畅，故发生月经后期、痛经、经闭等，但必兼发热恶寒的表证现象，治以温经活血解表为主。

（二）热邪

热邪之为病乃热邪侵伤，血因热而妄动，故发生月经先期、月经过多或吐衄、崩漏等，但也必兼发热不恶寒的表证现象。

（三）湿邪

湿邪之为病乃血因湿遏，循行不畅，故发生痛经、经闭、带下等，但亦必兼体重身痛，无寒热而恶湿的表证现象。

二、内因辨治

内因七情太过之为病，怒伤肝，忧思伤心脾，悲伤肺，恐伤肾。七情损伤，皆可影响脏腑，使脏腑功能失调，临证之中尤以怒、思、恐引起妇科疾病最为多见。

（一）伤肝

暴怒伤肝，肝气逆乱，迫血妄行而发生月经先期、月经过多或崩漏、吐衄、或胎动不安等。治以调肝理气，和血调冲为主。

肝郁不解，疏泄失常，血循不畅则发生月经后期或痛经、闭经、癥瘕、不孕；妊娠则腹痛、子满；产后则胞衣不下或恶露不下、产后血晕、乳汁不通等。治以疏肝理气，养血调经，逐瘀止痛。

肝郁化热，热伤脉络，迫血妄行则出现月经先期、月经过多、经期吐衄、崩漏或胎漏、胎动不安、妊娠恶阻、子烦、子淋等病。治以疏肝清热，凉血调冲为主。

肝经湿热下注，损伤任带则出现赤带、黄带、阴痒、阴肿等。治以疏肝清热，利湿止带。

（二）伤脾

忧思不解，损伤脾气，脾不健运，气血生化不足，冲任亏虚，则出现月经后期、量少、闭经。脾虚水湿不运，则可发生经期腹泻、白带下注、不孕，妊娠则浮肿、妊娠呕吐等。治以健脾益气，渗水祛湿为主。

若中气下陷，失于固摄，则可发生崩漏、胎动不安、子宫脱垂或产后恶露不绝、产后血晕、产后小便失禁、阴吹等。治以健脾益气，升提固摄。

（三）伤肾

惊恐或早婚多产，房事不节，大病久病皆可伤肾。

肾气不足，膏脂不生，阴精不化，则发生月经量少、月经后期、血枯经闭、经断前后诸症、不孕等。治以滋阴补肾，养血调冲为主。

若肾阳不足，失于温煦，气化失职，则发生痛经、经期腹泻，白带绵绵、妊娠肿胀、产后恶露不绝、小便失禁等。治以温补肾阳，调理冲任，化气行水为主。

肾阴不足，虚火内炽，热伏冲任，迫血妄行，则发生月经先期、月经过多、崩漏、不孕，妊娠则胎动不安、子烦、子嗽、子喑、子痫，产后则发热等；若肾阴不足，经血亏虚，则发生月经后期、月经量少、闭经、产后痉病、产后大便难等。治以滋阴益肾，养血调冲为主。

（四）伤心

劳思伤心，气血不足，则发生月经量少、经闭、不孕，产后则恍惚、健忘、怔忡、失眠、浮肿等。治以益气养心为主。

心阴血不足，则发生月经量少、经闭、不孕，产后则虚烦、狂妄、发热等。治以滋阴补血养心为主。

（五）伤肺

久悲伤肺，肺气虚，肺失肃降，水精失布，则发生月经量少、经闭、经行浮肿、产后大便难。治以补益肺气，养血调经。

阴虚肺燥，气火上逆，灼伤肺阴，则发生经行衄血、妊娠咳嗽等。治以滋阴润肺，降火止逆。

凡涉及妊娠病，应时时顾及胎元，考虑治病与安胎并重，达到治病而不伤胎的目的。

第四节 阴阳气血辨治

阴阳气血是维持人体生命的根本物质，若机体正气不足则易感六淫之邪，若内因情志、饮食、房事等则易引起体内阴阳和气血互不协调，内外因均可引起妇科病的发生。故在临床上应着重调和阴阳，补益气血。经云："阴平阳秘，精神乃治。"阴虚，必会导致血虚，血虚也会导致阴虚；阳虚，必会导致气虚，气虚也会导致阳虚；阴阳气血之间，是互相滋生，互相依存，互相为用的。正如古人云："阴根于阳，阳根于阴""无阳则阴无以生，无阴则阳无以化""孤阴不生，独阳不长"。掌握这一理论对临证具有重要的意义。

若阴虚者，则滋阴养血；血虚者，则补血养阴；阴血两虚者，则并补阴血而勿损于阳气。若阳虚者，则补阳益气；气虚者，则益气补阳；阳气两虚者，则并补阳气而勿损于阴血也。

如阴血本不虚，而阳气偏实，则泻火行气而勿损于阴血；若阳气本不虚，而阴血偏实，则消阴行血而勿损于阳气也。

如阴血虚而导致阳气不足，则以补阴血为主，兼益阳气为辅；若阳气不足而导致阴血虚，则以补阳气为主，兼益阴血为辅。

如阴阳并虚，则并补阴阳；若气血并虚，则并补气血。

一、阴血不足

（一）肝肾阴虚之为病

（1）月经病：月经量少、月经后期、经闭、月经先后无定期、经断前后诸症。

（2）妊娠病：胎动不安、妊娠腹痛、子嗽、子淋、子喑、子痫。

（3）产后病：产后发热、产后痉证、产后虚烦、产后惊悸、产后腰痛、产后大便难。

（4）妇科杂病：不孕症。

以上因肝肾阴虚导致的经、孕、产、杂四方面的疾病，治则均以养肝滋肾补血为主。唯子痫一证要施以滋阴潜阳镇静之法。

（二）心阴血不足之为病

（1）月经病：月经量少、经闭、经行惊悸、经行失眠。

（2）妊娠病：子烦、子喑、子淋、妊娠狂妄、妊娠怔忡。

（3）产后病：产后失眠、产后惊悸、产后虚烦、产后小便淋痛。

以上因心阴血不足导致的经、孕、产三方面的疾病，治则均以滋阴养血，安神定悸为主。

（三）肺阴血不足之为病

（1）月经病：月经量少、血枯经闭、经后衄血、经行发热。

（2）妊娠病：子嗽、子喑、子淋、妊娠虚烦。

（3）产后病：产后发热、产后喘急、产后劳瘵、乳汁缺乏。

以上因肺阴血不足导致的经、孕、产三方面的疾病，治则均以养阴润肺生津为主。

二、阳气不足

（一）心阳气不足之为病

（1）月经病：月经量少、经闭、月经后期、痛经。

（2）妊娠病：子肿、胎动不安、妊娠自汗。

（3）产后病：产后健忘、恍惚、妄语，产后血晕，产后汗出。

（4）妇科杂病：不孕症。

以上因心阳气不足导致的经、孕、产、杂四方面的疾病，治则均以益气养心为主。

（二）脾阳气不足之为病

（1）月经病：月经量少、经闭、月经后期、痛经、经行泄泻、月经过多、崩漏。

（2）带下病：白带下注。

（3）妊娠病：胎动不安、妊娠恶阻、子肿、子泻、子满。

（4）产后病：产后恶露不绝、产后泄泻、产后血崩。

（5）妇科杂病：阴挺、不孕症。

以上因脾阳气不足导致的经、带、孕、产、杂五方面的疾病，治则均以益气升陷，健脾固冲为主。如失血多者，加止血之品。

（三）肺阳气不足之为病

（1）月经病：月经过多、崩漏、闭经。

（2）带下病：白带下注。

（3）妊娠病：胎动不安、子肿、子淋。

（4）产后病：产后血晕、产后胞衣不下、产后恶露不绝、产后小便失禁。

（5）妇科杂病：阴挺、不孕症。

以上因肺阳气不足导致的经、带、孕、产、杂五方面的疾病，治则均以补肺益气固冲止血为主。

（四）肾阳气不足之为病

（1）月经病：月经量少、经闭、痛经、月经后期、经行泄泻、月经过多、崩漏。

（2）妊娠病：胎动不安，堕胎、小产，子肿，子泻。

（3）产后病：产后恶露不绝，产后泄泻，产后小便频数、失禁。

（4）妇科杂病：阴挺、不孕症、阴吹。

以上因肾阳气不足导致的经、孕、产、杂四方面的疾病，治则均以温肾助阳固冲为主。

三、气实血盛

（一）肝郁化热之为病

（1）月经病：月经先期，月经过多，崩漏，经行吐衄，经行便血、尿血。

（2）带下病：赤带、黄带。

（3）妊娠病：激经、胎动不安、子烦、妊娠发热、子淋。

（4）产后病：产后恶露不绝、产后血晕、产后发狂、乳汁自出。

以上因肝郁化热导致的经、带、孕、产四方面的疾病，治则均以调肝凉血清热为主。唯妊娠呕吐，治以安胎清热降逆止呕之法；若湿热相搏的黄带、阴痒、阴肿等，治则以清热利湿为主。

（二）肝气郁结之为病

（1）月经病：月经涩少、后期或不通，痛经等。

（2）妊娠病：胎动不安、妊娠腹痛、子肿、小便不通、子满。

（3）产后病：产后胞衣不下、产后恶露不下、产后血晕、产后腹痛、缺乳等。

（4）妇科杂病：癥瘕、疝、癖、疝等。

若属胎动不安、妊娠腹痛，治则在理气的基础上加以安胎之品，切不可通络而伤胎气。

第五节　其他因素辨治

（1）女子先天尚未完实，肾气未充，早婚多产，损伤肾气，则发生血枯经闭、带下、不孕、胎动不安或堕胎、流产、痹证等。

（2）饮食不节，如暴饮暴食，损伤脾胃，运化失调，则发生经、带、胎、产的各类疾病。治以健脾和胃为主。

（3）跌仆闪挫，如不慎跌仆损伤冲任，则发生崩漏或胎动不安、流产等。治以益气固冲止崩安胎为主。

（4）调摄失宜，过度节食减肥或长期服用药物、吸烟、酗酒等，都会造成女性身心伤害，可致月经后期、月经过少、闭经、不孕等，孕后可造成流产、胎萎不长、畸胎，应保证正常规律健康的生活习惯。

临证经验

第五章 月经病

妇人经病，有月候不调者，有月候不通者，然不调不通之中，有兼疼痛者，有兼发热者，此分而为四也。然四者，若细推之，不调之中，有先期者、有后期者；则先期为热，后期为虚也。不通之中，有血滞者，有血枯者，则血滞为实，治以行之；血枯为虚，治以补之。疼痛之中，有常时作痛者，有经前经后作痛者；则常时与经前为血积，经后为血虚也。发热之中，有常时发热者，有经行发热者；则常时为血虚有积，经行为血虚有热也。此又分而为八也。大抵妇人经病，内因忧思忿怒，外因饮冷形寒。盖妇人之气血周流，忽而忧思忿怒所触，则郁结不行。妇人经前产后，遇寒饮冷，则血被寒凝，而现经不调不通也，此后即作痛；郁积日久亦可发热也。

临证时根据月经的期、量、色、质的变化及伴随月经周期出现的全身不适症状，结合四诊所获，综合分析，从脏腑、气血、阴阳等进行辨证，论虚实寒热。临证时要明辨经病先后，《女科经纶·月经门》按语云："妇人有先病而致经不调者，有因经不调而后致病者。如先因病而后经不调，当先治病，病去则经自调；若因经不调而后致病，当先调经，经调则病自除。"以四诊八纲为准，以五脏辨证为基础，详查在脏、在腑、在经、在络、属阴、属阳、属气、属血、属寒、属热、属虚、属实，或寒中挟热，热中挟寒，或虚中挟实，实中挟虚等。然后，采取虚者补之，实者泻之，寒者温之，热者清之，陷者升之，滑者固之，或寒热并举则攻补兼施之法。

常见的月经病有月经先期，月经后期，月经先后无定期，月经过多，月经过少，崩漏，闭经，痛经，经行吐衄，经行便血、尿血，经行乳房胀痛，经行发热，经行头痛，经行泄泻，经断前后诸证等。

第一节 月经先期

妇女月经一般正常规律是每隔 28 天左右行经一次。如不足 28 日，提前一周以上，连续两个周期以上者，为月经先期或超前。如只提前三五日而又无所痛者，则不属病，切不可妄投药物。

月经先期的主要发病机制是冲任不固，经血失于制约，月经提前而至。临证中有因素体阴虚内热，虚热灼伤血海而致月经先期者；有因素性躁多怒，肝郁化火，或偏嗜辛辣，体内多热，迫血妄行而致月经先期者；亦有因脾虚中气下陷，统摄失权，冲任不固而致月经先期者。

朱丹溪云："经水不及期而来者，血热也。"赵养葵云："经水不及期而来者，有火也。……如半月或十日而来，且绵延不止者，属气虚。"

本证治以安冲为大法，或补脾固肾以益气，或养阴清热，或清热降火为主。

【辨证论治】

（一）阴虚血热

[症状] 月经先期量少，色鲜红，腹无胀痛，头眩，心悸，潮热盗汗，手足心热，面红颧赤，口干不欲饮。舌干红无苔，脉象细数。

[治法] 养阴凉血。

[基础方药] 清经汤（《傅青主女科》）加减。

丹皮 15g，地骨皮 15g，白芍 20g，生地 15g，青蒿 15g，茯苓 15g，黄柏 10g。加玄参 15g，麦冬 15g，知母 15g 以滋阴而除烦热。

[又方] 地骨皮饮（《太平惠民和剂局方》）加减。

当归 10g，生地 15g，白芍 15g，川芎 10g，地骨皮 15g，丹皮 15g。加麦冬 15g，黄芩 10g 以养阴清热。

（二）肝郁化热

[症状] 月经先期，量多，色深红稠黏，或有血条、血块，头眩，心烦多怒，胸胁胀满，善太息，面红颧赤，口干饮冷。舌苔黄燥，脉弦滑数。

[治法] 调肝清热凉血。

[基础方药] 丹栀逍遥散（《女科撮要》）加减。

当归 10g，白芍 15g，白术 10g，茯苓 15g，甘草 10g，薄荷 10g，丹皮 15g，栀子 15g。减辛热伤阴耗血之煨姜；加黄芩 15g，生地 15g 以助清热凉血之功。

[又方] 先期汤（《证治准绳》）加减。

生地 15g，当归 10g，白芍 15g，川芎 10g，黄柏 10g，知母 15g，黄连 10g，黄芩 10g，阿胶（烊化）15g，炙甘草 10g。减辛燥耗气伤阴之艾叶、香附；加海螵蛸 20g 以育阴固摄。

（三）气虚不固

[症状] 月经先期，血量多，色清稀，腹无胀痛，头眩，心悸气短，动则汗出，倦怠，四肢不温，面色㿠白。舌质淡润，脉象虚大。

[治法] 益气养血固摄。

[基础方药] 归脾汤（《重订严氏济生方》）加减。

人参 15g，黄芪 15g，白术 15g，当归 15g，茯神 15g，远志 15g，龙眼肉 15g，酸枣仁 15g，木香 5g，甘草 10g。如气陷者，加升麻 10g；出血多者，加炒地榆 50g，棕榈炭 20g。

[又方] 举元煎（《景岳全书》）加减。

人参 15g，黄芪 15g，甘草 10g，升麻 10g，白术 15g。加阿胶 15g，海螵蛸 20g 以育阴止血。

【临证验案】

冯某，33 岁。1979 年 7 月 26 日初诊。

[病史] 近 1 年余月事不调，一月二三至，颜色暗红，夹少量血块，量尚可，经前乳胀。平素带下量多，色黄，黏稠。现正值经期，腰背酸楚，小腹胀痛，头晕，心烦，口干。舌边红，脉弦细数。

[诊断] 月经先期，月经过多。

[辨证分析] 肝郁化热，热扰冲任，迫血妄行所致。

[治法] 疏肝益肾，凉血调经。

[方药] 当归 10g，粉丹皮 15g，黄芩炭 10g，生地黄 15g，山药 15g，栀子 10g，墨旱莲 12g，枳壳 10g，炒杜仲 15g，海螵蛸 15g，白头翁 10g。5 剂。

8 月 10 日二诊：服上药后，小腹胀坠亦较前为轻，白带减少，心烦、头晕悉减，唯膝胫酸软，舌红少苔，脉弦细。拟方如下。

生地黄 15g，当归 15g，杜仲 15g，山茱萸 15g，续断 15g，桑寄生 15g，狗脊 15g，粉丹皮 10g，香附 10g，川黄柏 6g，生甘草 5g。7 剂。

药后服逍遥丸和知柏地黄丸，日 2 次服。

9 月 3 日三诊：月事来潮，周期 25 天，量色质基本趋于正常，嘱其停汤剂，继服丸剂 1 个月，药同前。

半年后得知该患者自服药后月经一直正常，并已身怀六甲 2 个月余。

按语：《万氏妇人科·卷之一》云："不及期而经先行……如性急躁，多怒多妒者，责其气血俱热，且有郁也。"女子以肝为先天，该患者久因情怀不畅，肝疏泄失常，郁阻气机，久而化热，热扰冲任，迫血妄行，故见月经提前；血为热灼，故经色暗红，时夹血块；肝郁不疏，郁热上扰故见头晕心烦；肝气滞则小腹胀坠；肝经郁热，热邪伤津，则口干；水不涵木则腰膝酸软；舌边红，脉弦细数均为木郁化火之象。

第二节　月经后期

妇女月经推迟 1 周以上，连续 2 个周期以上者，为月经后期。如仅退后三五天，无其他所苦，此不属病也，不可妄投药物。

月经后期主要发病机制是精血不足或邪气阻滞，血海不能按时满溢，遂致月经后期。发生月经后期的原因有素体阳气不足，阴寒内盛；有血无生化，血海空虚；有经期贪食生冷或冒雨涉水，感受寒凉，血被寒凝，脉道不通畅；有平素阴血不足或久病伤阴损血或产多乳众，血海不足，经水不能按时而下；有性躁多怒，肝失条达，脉络不畅，气滞血凝。

王子亨曰："妇人月水不调者，由劳伤气血致体虚，风冷之气乘之也。冲任之脉皆起于胞内，为经络之海……若寒温乖适，经脉则虚，如有冷风，虚则乘之，邪抟于血，或寒或温，寒则血结，温则血消，故月水乍多乍少，为不调也。"朱丹溪曰："盖寒主引涩，小腹内必时常冷痛，行经之际，或手足厥冷，唇青面白，尺脉或迟或虚，或虽大而必无力。"

月经错后虚证治以温经养血，实证治以活血行滞。

【辨证论治】

（一）虚寒

[症状] 月经后期，血量少，质清稀，腹痛绵绵，喜温喜按，四肢不温，白带下注，腰酸腿软，头眩气怯，面色晦暗。舌质淡润，苔薄白，脉象沉迟无力。

[治法] 益气补血温经。

[基础方药] 大营煎（《景岳全书》）加减。

当归15g，熟地15g，枸杞15g，炙甘草10g，杜仲15g，怀牛膝15g，肉桂10g。如气虚者，加人参15g；阴寒甚者，加制附子10g。

[又方] 益脾温肾汤（韩老临床经验方）加减。

人参15g，白术15g，山药15g，巴戟天15g，菟丝子15g，当归15g，甘草10g。如白带多者，加益智仁15g，补骨脂15g以温肾固涩。

（二）实寒

[症状] 月经后期，血量涩少，色紫暗，少腹绞痛，喜温拒按，四肢厥冷，面色青白。舌润苔白，脉象沉迟有力或沉紧。

[治法] 温经散寒活血。

[基础方药] 温经汤（《妇人大全良方》）。

人参15g，怀牛膝15g，当归15g，川芎10g，赤芍10g，肉桂心10g，莪术10g，丹皮15g，甘草10g。

[又方] 少腹逐瘀汤（《医林改错》）。

南茴香10g，炮姜10g，延胡索15g，五灵脂15g，没药15g，川芎10g，当归15g，蒲黄15g，官桂10g，赤芍15g。

（三）气血亏虚

[症状] 月经延期而来，血量少，色浅淡，小腹微痛喜按，头眩目花，眼角干涩，皮肤不润，面色萎黄。舌质淡，脉象虚细。

[治法] 益气补血。

[基础方药] 人参养荣汤（《太平惠民和剂局方》）。

人参 15g，黄芪 15g，当归 15g，白芍 15g，熟地 15g，肉桂心 10g，陈皮 15g，白术 15g，茯苓 15g，五味子 10g，远志 15g，甘草 10g，姜枣为引。

此方偏于气虚者为宜，如偏于血虚者慎用。

[又方] 益气养荣汤（韩老临床经验方）加减。

人参 15g，熟地 15g，黄芪 15g，白芍 15g，茯苓 15g，陈皮 15g，香附 15g，当归 15g，川芎 15g，桔梗 15g，生甘草 10g。经前适加益母草、丹参以增活血调经之力。

（四）阴血不足

[症状] 月经后期，血量少，色鲜红，腹痛不拒按，头眩心悸，目花，潮热盗汗，腰痛，足跟痛，面红颧赤。舌干红无苔，脉象细数。

[治法] 养阴补血。

[基础方药] 一阴煎（《景岳全书》）加减。

生地 15g，熟地 15g，白芍 15g，麦冬 15g，甘草 10g，怀牛膝 15g，丹参 15g。加知母 15g，地骨皮 15g 以滋阴生血。

[又方] 六味地黄丸（《小儿药证直诀》）加减。

熟地 15g，山药 15g，山茱萸 15g，丹皮 15g，泽泻 10g，茯苓 15g。加当归 15g，白芍 20g 以养阴补血。

（五）气滞血瘀

[症状] 月经后期，血量涩少，色紫暗，小腹胀痛，胸闷气促，善太息，无故多怒，面色暗滞。舌苔微黄或薄白，脉象弦涩有力。

[治法] 调肝理气活血。

[基础方药] 七制香附丸（《医学心悟》）加减。

香附 15g，当归 15g，莪术 15g，丹皮 15g，艾叶 15g，乌药 15g，川芎 10g，延胡索 15g，三棱 15g，柴胡 10g，红花 15g。

原方中用乌梅，虑其性酸敛涩血，故改用乌药以理气活血尤为得当。

[又方] 逍遥散（《太平惠民和剂局方》）加减。

当归 15g，白芍 15g，柴胡 10g，茯苓 15g，白术 15g，甘草 10g，薄荷 10g。减辛热伤阴耗血之煨姜；加川楝子 15g，桃仁 15g，红花 10g，川牛膝 15g。

以上二方均治气滞血瘀月经后期；如偏寒滞者，宜香附丸为主；偏于血滞者，宜逍遥散为主。

【临证验案】

案一 毕某某，女，36 岁。1987 年 8 月 10 日初诊。

[病史] 经水 2 个月余未行，腰痛，小腹空坠，时而稀便，两足发凉；孕 4 产 2，药物流产 2 次。舌质淡苔薄白，脉沉细无力。末次月经 5 月 29 日。

[实验室检查] 外院检测性激素 6 项提示黄体酮低。

[诊断] 月经后期。

[辨证分析] 证属肾阳虚，精血化生不足，血海不满所致。

[治法] 补肾益气，养血调经。

[方药] 熟地 15g，当归 20g，赤芍 15g，川芎 15g，丹参 20g，黄芪 20g，菟丝子 15g，巴戟天 15g，鹿角霜 10g，益母草 15g，牛膝 15g，炒山药 15g，白术 20g。7 剂，每日 1 剂，水煎，早晚温服。

8 月 19 日二诊：服药后手脚凉、便稀好转，但经血仍未行，腰痛。舌淡苔薄，脉细略滑。有经血欲行之象，守前方减熟地；加红花 15g，狗脊 15g。7 剂，服法同前。

8 月 27 日三诊：药进 3 剂月经来潮，经量中等，腰痛消失。舌淡润，脉滑缓。继以此方加减调治 1 个月余，经水如期而下，诸症悉除。

按语：此案系因孕产和反复堕胎损伤肾气，耗伤精血，冲任亏虚。不能按时满溢而致月经后期；血虚胞脉失养则小腹空坠；肾气虚，命火不足，阳气不能达于四末，则手足不温；脾土失于温煦，运化失职，湿邪下注大肠则便稀；以上诸症皆因不足所致，治疗应以补虚在先，兼以调经之品，精满则自溢。若不知其理反用活血攻下之品，恐精气更伤，非经血不下，而生它疾。

案二 邰某，女，30 岁，已婚。2007 年 7 月 16 日初诊。

[病史] 经水 4 个月未行，平素腰膝酸软，神疲倦怠，烦躁易怒，食欲不

振，眠差多梦，面色无华，形体略瘦。舌淡红，苔薄白，脉沉细弱。

[实验室检查] FSH、LH 值升高，E_2 值降低。

[诊断] 月经后期。

[辨证分析] 证属脾肾两虚，气血化源不足，肝血亏少，疏泄失调，冲任不能按时而满，故致月经后期。

[治法] 益肾健脾，养血调经。

[方药] 菟丝子 15g，巴戟天 15g，杜仲 20g，山茱萸 15g，熟地黄 15g，白芍 20g，山药 15g，怀牛膝 15g，陈皮 15g，柴胡 10g，香附 15g，龟板 15g，甘草 5g。7 剂，每日 1 剂，水煎，早晚温服。

二诊：服药后患者自觉症状减轻，便稀，日 2~3 次，经水仍未行。舌淡红，苔薄白，脉较前有力。方药调整如下。

菟丝子 15g，巴戟天 15g，杜仲 20g，山茱萸 15g，远志 15g，白芍 20g，炒山药 15g，茯苓 20g，怀牛膝 15g，陈皮 15g，柴胡 10g，香附 15g，龟板 15g，甘草 5g。

8 月 12 日三诊：现月经来潮第二天，量不多，色鲜红，神疲倦怠，夜卧多梦。舌淡红，脉略细。拟方如下。

黄芪 20g，菟丝子 15g，巴戟天 15g，杜仲 20g，山茱萸 15g，龟板 15g，白芍 20g，炒山药 15g，茯苓 20g，酸枣仁 15g，怀牛膝 15g，陈皮 15g，香附 15g，甘草 5g。

嘱其半月来诊一次。仍守前方加减，2 个月后检查性激素 6 项，各项指标基本正常，告知停药，注意调理饮食，保持心情愉快。

按语：本例患者根据临床症状及实验室检查可诊断为卵巢早衰。四诊合参辨证以虚为主，其病位在肝、脾、肾。肾藏精，胞脉者系于肾；肝藏血，主疏泄，肝肾同源，精血互生；脾为后天生化气血之源，三脏同病，精气血失于转化，冲任与肾、肝、脾功能联系失调，是发生本病的主要病因。方中以菟丝子、巴戟天、杜仲、山萸肉、龟甲补肾填精；山药、茯苓健脾生血；柴胡、陈皮、香附疏肝理气解郁，调畅气机。现代药理研究发现，以上药物中有很多具有雌孕激素的作用，因而能够恢复卵巢功能。当精血充足，气机条达，冲任二脉通盛，不用活血破血之药月经应按时而潮，这就是中医辨证施治之精妙所在。

第三节 月经先后无定期

妇女月经时提前，时推迟，先后无定期，连续 3 个周期以上者，为月经先后无定期，又称"月经愆期"。

月经先后无定期发生的主要机制是冲任气血不调，血海蓄溢失常。导致月经先后无定期的原因有性躁多怒，肝失条达，脉络不畅，致使气血紊乱而月经忽赶前忽错后；有因肾气素虚，命火不足，或纵欲竭精，损伤冲任，统摄失权而致者。

许叔微云："妇人病多是月经乍多、乍少、或前、或后，时发疼痛，医者一例呼为经病，不辨阴胜阳、阳胜阴，所以服药少效。盖阴气胜阳气，则胞寒气冷，血不营运，《经》所谓天寒地冻，水凝成冰，故令乍少，而在月后；若阳气胜阴，则血流散溢。《经》所谓夏暑地热，经水沸腾，故令乍多，而在月前。当别'其阴阳，调其血气，使不相乘，以平为期。'"

治疗以调理冲任气血为原则，或疏肝解郁，或调补脾肾，随证治之。

【辨证论治】

(一) 肝郁气滞

[症状] 月经先后无定期，血量涩少难下，色紫暗，胸胁胀满，乳房胀，小腹疼痛，无故多怒，善太息，面色暗滞。舌薄白或微黄，脉象弦涩有力。

[治法] 调肝理气和血。

[基础方药] 逍遥散（《太平惠民和剂局方》）加减。

当归 15g，白芍 15g，柴胡 10g，茯苓 15g，白术 15g，甘草 10g，薄荷 10g。减辛热伤阴之煨姜；加川楝子 15g 以增强理气之功；有热者，加黄芩 15g，丹皮 15g，栀子 15g 以清热凉血。

[又方] 百灵调肝汤（韩老临床经验方）。

当归 15g，赤芍 15g，怀牛膝 15g，通草 15g，王不留行 15g，皂角刺 15g，瓜蒌 15g，枳实 10g，川楝子 15g，青皮 15g，炙甘草 10g。

（二）肾气虚

[症状] 月经先后无定期，血量少，质稀，头眩健忘，耳鸣，腰酸腿软，小腹坠胀，大便溏，小便清频，四肢不温，面色晦暗。舌质淡润，脉沉弱。

[治法] 温肾扶阳调冲。

[基础方药] 益肾扶阳汤（韩老临床经验方）。

人参 15g，熟地 15g，山药 15g，山茱萸 15g，菟丝子 15g，远志 15g，五味子 10g，炙甘草 10g，附子 10g，肉桂 10g，补骨脂 15g。

（三）肾阴虚

[症状] 血量少，色鲜红，头眩目花，潮热盗汗，腰痛，足跟痛，面红颧赤，手足心热，大便秘，小便少赤。舌干红无苔，脉细数。

[治法] 益阴补肾固冲。

[基础方药] 六味地黄丸（《小儿药证直诀》）加减。

熟地 15g，山药 15g，山茱萸 15g，丹皮 15g，泽泻 10g，茯苓 15g。加知母 15g，地骨皮 15g 以养阴清热。

【临证验案】

王某，女，31 岁。1981 年 8 月 12 日初诊。

[病史] 经水先后无定期 3 年。量时多时少，血色暗，有血块，每于经前出现经前胸胁、乳房胀痛，伴有精神抑郁，善太息，嗳气食少，眠差。舌质红，苔微黄，脉弦而有力。现经期已近，以上症状加重，故来就诊。16 岁月经初潮，既往月经规律，孕 1 产 1。

[诊断] 月经先后不定期。

[辨证分析] 肝郁气滞，冲任失司所致。

[治法] 疏肝理气，和血调经。

[方药] 当归 15g，白芍 20g，柴胡 15g，茯苓 15g，枳壳 15g，川楝子 15g，王不留行 15g，通草 10g，牡丹皮 15g，皂角刺 5g，甘草 5g。7 剂，水煎服，每日 1 剂，早晚分服。

二诊：自述首天服药后，次日胸胁、乳房及少腹胀痛减轻。至第四天，诸胀痛基本消除，月经来潮。嘱患者下次月经来前 1 周按上方加减，再服数剂，调治月余后，诸症尽除。

按语：月经先后不定期是妇科常见疾病，如不及时医治，该病可向他病转化，亦可发展为崩漏或闭经等病。发生本病的原因多为肝郁或肾虚，尤以肝郁为要。古人云："阳有余则先期而至，阴不足则后期而来。"然肝肾同源，精血互生，母子之宅，水火之脏，相互累及，互为因果，故易发生经期错乱而行，所以治疗当责之肝肾。本证属肝郁气滞，气机逆乱，冲任失司，血海蓄溢失常所致，如疏泄太过，则月经先期而至；疏泄不及，则月经延期而来，故而月经或前或后，经量时多时少；肝气郁滞，经脉不利，故经行不畅，色暗有块；肝郁气结，气机不畅，故胸胁、乳房胀痛，精神抑郁，善太息；肝强侮脾，脾气不疏，故嗳气食少。故治以疏肝理气，活血调经。方中归、芍养血柔肝，尤其当归味辛可以行气，白芍味甘可以缓急，是凉血柔肝之要药；茯苓健脾燥湿，使运化有权，气血生化有源；柴胡疏肝解郁，加川楝子、枳壳以助其理气之效；牡丹皮清热泻火，凉血调经；王不留行、通草、皂角刺通肝经之络，以助行经；甘草缓急而调和诸药。

第四节　月经过多

月经过多是指经期正常，但经量明显增多。亦称"经水过多"。

引起月经过多的主要机制是冲任不固，经血失于制约。临床常见的病因有素体脾胃虚弱，或饮食失节，忧思不解，损伤脾气致脾气虚弱，中气不足，冲任失于固摄，致经量过多；或先天肾气不足，大病久病损伤于肾，致肾气亏损，冲任不固，致月经过多；或素体阳盛，或肝郁化热，或过食辛辣助热之品，热伏冲任，扰动血海，迫血妄行，则经量过多；或肝郁气滞，气滞碍血，血行不畅，久而成瘀，瘀阻冲任，血不归经，以致经量过多。

古代医家朱丹溪认为月经过多的病机有血热、痰多、血虚之分；《医宗金鉴·妇科心法要诀》云："经水过多，清稀浅红，乃气虚不能摄血也。若稠黏深红，则为热盛有余。……而时下臭秽，乃湿热腐化也。若形清腥秽，乃湿瘀寒虚所化也。"提出根据经行的色、质、气、味辨寒热虚实的理论。

治疗上平时依据辨证，采取益气、清热凉血、化瘀等法，以固冲任、调经为主；经期则应固摄止血，以免出血过多，复伤正气。

【辨证论治】

(一) 脾气虚

[症状] 月经量多，色淡质稀，或如米泔，神疲倦怠，气短懒言，小腹空坠，面色㿠白。舌质淡润，苔薄白，脉细弱。

[治法] 补益脾气，调冲调经。

[基础方药] 归脾汤（《重订严氏济生方》）去木香、生姜。

党参15g，白术15g，黄芪20g，当归15g，茯苓15g，远志10g，酸枣仁15g，龙眼肉15g，炙甘草10g，煅龙骨20g，煅牡蛎20g，红枣5枚。

(二) 肾气虚

[症状] 经量过多，色淡、质稀懈，头眩健忘，耳鸣，腰酸腿软，小腹坠胀，四肢不温，面色晦暗，小便清频，大便溏薄。舌质淡润，脉沉弱。

[治法] 益肾摄血固冲。

[基础方药] 举元煎（《景岳全书》）加减。

人参15g，炒白术15g，黄芪20g，升麻10g，炙甘草10g，炒山药20g，炒续断20g，杜仲15g，乌贼骨15g。

(三) 血热

[症状] 月经量多，色鲜红或深红，质黏稠，心烦口渴，尿黄便干。舌红，苔黄，脉象滑数。

[治法] 清热凉血，固冲止血。

[基础方药] 保阴煎（《景岳全书》）加减。

生地15g，熟地15g，黄芩10g，黄柏10g，白芍20g，山药15g，续断15g。

若阴虚化热，症见五心烦热，午后热甚，两颧潮红，口干少饮，舌红，少苔或无苔，脉细数。用上方减黄芩、黄柏；加地骨皮15g，麦冬15g，知母15g，阿胶10g以养阴清热。经期加旱莲草、炒地榆等凉血止血之药。

（四）血瘀

[症状] 月经过多，血色紫暗有块，经行小腹痛，心烦易怒。舌有瘀斑、瘀点，脉弦涩。

[治法] 活血化瘀，调经止血。

[基础方药] 失笑散（《太平惠民和剂局方》）加减。

炒蒲黄 15g，五灵脂 15g，三七粉 10g，茜草 15g，枳壳 10g。

【临证验案】

吕某，女，34 岁，已婚。2001 年 4 月 11 日初诊。

[病史] 患者 2001 年 10 月行人工流产术，此后经期、经色尚正常，唯经水量多，时而如注，伴有小血块，经行腹痛；平素腰酸，头晕乏力，便干。舌质淡，苔薄白，脉沉细。末次月经 3 月 20 日。

[诊断] 月经过多。

[辨证分析] 本病属肾虚血瘀，虚实夹杂之证。

[治法] 益肾固冲，逐瘀调经。

[方药] 熟地 20g，白芍 20g，川断 20g，桑寄生 20g，山茱萸 20g，杜仲 20g，牡蛎 20g，党参 15g，怀牛膝 20g，龟甲胶 10g，阿胶 15g，三七粉 5g，甘草 10g。7 剂，每日 1 剂，水煎，早晚温服。

4 月 21 日二诊：今日经行第二天，服药后腰酸乏力，便干明显好转，经量较前减少，脉细略滑。守上方加茜草 15g。

6 月 15 日三诊：5 月 21 日月经来潮，带血 6 天，量中，无明显血块，未见经行腹痛等症状。

按语：患者半年内行人工流产术，损伤肾气，肾虚血运无力，瘀血阻滞冲任，血不循经，加之肾虚冲任不固，故而经行量多，时下如注，或见血块；瘀阻气机，不通则小腹疼痛；由于肾虚外府失养则腰痛；因失血过多，清窍失养，出现头晕乏力等气血亏虚之症。发生本病的机制是因虚致瘀，故治疗当以补虚之中行逐瘀之法。补肾气一者以固冲任，二者肾气旺盛，则血液得以运行，瘀血消退，疾病自愈。

第五节　月经过少

月经周期正常，但经量明显减少，甚或点滴即止，称为月经过少。亦称"经水涩少"。

本病发病机制不外虚实两端，虚者精血匮乏，冲任血少，无血可下；实者多因痰、瘀阻滞冲任，血行不畅发为月经过少。

《万氏妇人科·调经章》云："瘦人经血来少者，责其血虚少也，四物人参汤主之""肥人经水来少者，责其痰碍经隧也，用二陈加芎归汤主之。"《证治准绳·调经门》指出"经水涩少，为虚为涩，虚则补之，涩则濡之"的诊治原则。

【辨证论治】

（一）肾虚

[症状] 月经量少，色淡质稀，腰酸腿软，头眩健忘，耳鸣，小腹冷，足跟痛，四肢不温，面色晦暗，小便清长，大便溏。舌质淡润，脉沉细。

[治法] 补肾益精，养血调经。

[基础方药] 归肾丸（《景岳全书》）加减。

菟丝子15g，杜仲20g，枸杞子15g，山茱萸15g，熟地20g，炒山药20g，茯苓15g。

（二）血虚

[症状] 月经量少，或点滴即止，色淡质稀，头眩眼花，小腹隐痛，面色苍白，心悸，失眠多梦。舌质淡红，脉细。

[治法] 养血益气调经。

[基础方药] 滋血汤（《证治准绳》）。

人参10g，黄芪20g，山药20g，茯苓15g，熟地20g，当归15g，川芎15g，白芍15g。

（三）血瘀

[症状] 月经过少，血色紫暗，有块，小腹胀痛，血块下后痛减。舌暗有瘀斑、瘀点，脉弦涩或沉涩。

[治法] 活血化瘀调经。

[基础方药] 加减桃红四物汤（韩老临床经验方）。

桃仁15g，红花10g，当归20g，川芎15g，白芍15g，益母草15g，香附15g，怀牛膝10g。

（四）痰湿

[症状] 月经过少，色淡红，质黏稠，形体肥胖，胸痞满闷，带下量多。舌淡，边有齿痕，苔白腻，脉滑。

[治法] 化痰除湿调经。

[基础方药] 二陈汤（《太平惠民和剂局方》）加减。

法半夏15g，橘红15g，白茯苓10g，炙甘草5g，生姜4片为引。加苍术15g，胆南星15g，川芎10g，丹参15g以增强燥湿除痰，活血调经之功。

【临证验案】

刘某，女，36岁，已婚。1978年5月19日初诊。

[病史] 月经量少近1年。经色暗淡，质稀。平素腰膝酸痛，头晕耳鸣，倦怠乏力，手足心热，心烦，夜卧多梦。舌质淡，苔薄白，脉沉细。末次月经5月11日。14岁初潮，既往月经规律，孕3产1。

[诊断] 月经过少。

[辨证分析] 肾阴亏虚，冲任不充，血海不满所致。

[治法] 滋肾益阴，养血调经。

[方药] 熟地黄15g，山药15g，赤芍15g，香附15g，杜仲20g，怀牛膝15g，益母草15g，地骨皮15g，丹皮12g，远志15g，酸枣仁10g，何首乌15g。7剂，水煎服，每日1剂，早晚分服。

6月8日二诊：自诉经期将近，服药后眠差明显改善，手足心热减轻，唯腰痛较甚。舌淡红，苔薄白，脉弦细。拟方如下。

生地黄15g, 赤芍15g, 香附15g, 益母草15g, 丹参20g, 丹皮12g, 杜仲20g, 怀牛膝15g, 狗脊15g, 酸枣仁10g, 何首乌15g。水煎服, 每日1剂, 早晚分服。

6月19日三诊: 末次月经6月10日, 经量较前增多, 色鲜红, 质黏稠, 诸症均有明显减轻。连续调治2个月经周期后, 经量回复以往, 诸症悉除。

按语: 经者血也, 血者阴也。《素问·六节藏象论篇》:"肾者……精之处也。"也就是说五脏六腑之精皆藏之于肾。本患者由于房劳多产, 耗伤阴血, 伤之于肾, 致精血不足, 胞脉不充则血少难下; 肾虚, 腰府失养, 脑髓不充, 则腰酸、头晕耳鸣; 气阴匮乏, 机体失于濡养则倦怠乏力, 心烦, 夜卧多梦。治以育阴养血, 补其有形之血, 以生无形之气, 使肾精充足, 精血旺盛, 血海满溢。二诊时经期临近, 在原方中酌加活血调经之药, 补而不滞, 行而不伤, 标本兼顾, 可获良效。

第六节 崩 漏

妇女经血非时而下, 或阴道突然大量出血, 或淋漓下血不断者, 称为"崩漏", 前者称为"崩中", 后者称为"漏下"。妇女崩漏本属一证, 轻者, 淋漓不断, 为"漏下", 重者, 突然大下, 为"崩中"。此二者可以互相转化。如久漏中气不陷, 冲任不固, 势必成崩; 崩久气血耗损, 亦必成漏。

崩漏发生的主要原因是五脏生理功能失调, 致使体内阴阳和气血互不平衡, 冲任损伤, 不能制约经血而产生崩漏。崩漏大约可分为阴虚、阳虚、气虚、血虚、气滞、血瘀、血热, 七个方面。但阴虚必然导致血不足, 血不足亦必然导致阴虚。阳虚必然导致气不足, 气不足亦必然导致阳虚。气滞必然导致血瘀, 血瘀亦必然导致气不通。血热有虚实之不同, 虚热多属阴虚血少而热, 实热多属气实血有余而热。

张寿颐云:"不知血之所以妄行, 多是龙雷相火, 疏泄无度; 唯介类有情之品, 能吸纳肝肾泛滥之虚阳, 安其窟宅, 正本清源, 不治血而血自止。"朱丹溪云:"崩下由脏腑伤损, 冲任二脉血气俱虚故也。二脉为经脉之海, 血气之行, 外循经络, 内荣脏腑, 若劳伤过极, 冲任气虚, 不能约制经血, 故忽然而下, 谓之崩中暴下。"戴元礼曰:"血大至曰崩, 或清或浊, 或纯下瘀血,势不可止，有崩甚腹痛，……大凡血之为患，欲出未出之际，停在腹中，即成瘀血，以瘀为恶，又焉知瘀之不为虚冷乎？瘀而腹痛，血行则痛止，崩而腹痛，血住则痛止。"慎斋曰："血崩漏下，《内经》《运气》均主于火，然火亦有虚实之分。"

各家对崩漏病理的论述，一主张龙雷相火，肝肾虚阳泛滥；一主张脏腑亏损，冲任之脉气血皆虚故也；一主张虚实两端皆可成崩，虚而腹痛，血住则痛止，瘀而腹痛，血行则痛止；一主张有虚火实火之为崩。

治疗时应本着"急则治其标，缓则治其本"的原则，灵活运用"塞流、澄源、复旧"治崩三法，以清热凉血固冲，益气固冲，活血化瘀，固冲止血为常用治法。

【辨证论治】

（一）肾阴虚

［症状］月经初为淋漓不断，继则突然大下，血色鲜红无臭，腹无胀无痛，腰痛，足跟痛，头眩，耳鸣，健忘，心悸，善惊，潮热盗汗，口干不欲饮，面红颧赤，手足心热。舌干红无苔，脉象弦细数。

［治法］补肾滋阴，固冲止血。

［基础方药］左归丸（《景岳全书》）加减。

熟地 20g，山药 15g，枸杞 10g，山茱萸 15g，怀牛膝 10g，菟丝子 10g，鹿角胶（冲服）10g，龟甲胶（冲服）10g。出血多者，加地榆炭、乌贼骨、煅牡蛎。

［又方］育阴止崩汤（韩老临床经验方）加减。

熟地 15g，山药 15g，续断 15g，桑寄生 15g，山茱萸 15g，海螵蛸 20g，龟甲 20g，牡蛎 20g，白芍 20g，阿胶（烊化）15g，炒地榆 50g。如出血多者，倍地榆，加棕榈炭 20g，蒲黄炭 20g；热甚者，加黄柏 10g，地骨皮 15g，知母 15g；气陷者，加升麻 10g。

（二）肾阳虚

［症状］月经初则淋漓不断，久之大下，质稀，臭腥，腹中冷痛，喜温喜按，头眩健忘，腰酸腿软，尿频，白带下注，大便溏薄，面浮肢肿，口不干

不渴，面色晦暗。舌质淡润，脉象沉弱。

[治法] 温肾扶阳，固冲止血。

[基础方药] 鹿茸丸（《证治准绳》）加减。

鹿茸 7 分（鹿角胶 25g 代之），赤石脂 25g，禹余粮 25g，附子 10g，艾叶炭 20g，柏叶炭 20g，当归 10g，熟地 15g，续断 15g，炒杜仲 15g，巴戟天 15g，山药 15g，龙骨 20g。如出血多者，加炒地榆 50g；气陷者，加升麻 10g；便溏者，加炒白术 15g。

（三）气虚

[症状] 月经初为淋漓不绝，继则突然大下，经色浅淡，腹微痛，不拒按，气短懒言，动则汗出，头眩心悸，健忘，四肢不温，面色淡白。舌质淡润，脉象虚大。

[治法] 益气固冲止血。

[基础方药] 补中益气汤（《脾胃论》）加减。

黄芪 20g，白术 15g，党参 15g，升麻 10g，当归 15g，柴胡 10g，陈皮 10g，甘草 10g。如出血多者，加地榆炭 50g，蒲黄炭 20g，棕榈炭 20g；滑脱者，加龙骨 20g，牡蛎 20g，海螵蛸 20g；心悸失眠者，加酸枣仁 15g，远志 15g。

[又方] 益气养荣汤（韩老临床经验方）加减。

人参 10g，黄芪 25g，白术 15g，茯苓 15g，陈皮 10g，香附 10g，熟地黄 15g，白芍 15g，桔梗 15g，甘草 5g。去当归、川芎；加阿胶（烊化）15g，棕榈炭 20g，艾叶炭 15g。

（四）血虚

[症状] 月经初为淋漓，时断时来，久之则突然大下，血色浅淡，腹无胀痛，头眩目花，心悸失眠，眼角干涩，皮肤不润，面色浅淡。舌质干淡，脉象虚细。

[治法] 养心理脾，固冲止血。

[基础方药] 归脾汤（《重订严氏济生方》）加减。

人参 15g，黄芪 15g，白术 15g，当归 15g，茯神 15g，远志 15g，龙眼肉

15g，酸枣仁15g，木香5g，甘草10g。加牡蛎20g，柏子仁15g，阿胶15g，炒地输50g以固冲止血。

[又方] 胶艾四物汤（韩老临床经验方）。

熟地15g，白芍15g，当归10g，川芎10g，艾叶炭20g，阿胶（烊化）15g。

（五）气滞

[症状] 月经淋漓不断，乍多乍少，含有血条、血块，血色紫暗，小腹胀痛拒按，胁胀，善太息，头眩，多怒，面色苍暗，舌暗苔白，脉象弦而有力。

[治法] 调肝理气止崩。

[基础方药] 逍遥散（《太平惠民和剂局方》）加减。

当归15g，白芍15g，柴胡10g，茯苓15g，丹皮15g，栀子15g，白术10g，甘草10g，薄荷10g。如出血多者，加炒地榆50g，棕榈炭20g；热甚者，加黄芩15g，生地15g；小腹胀甚者，加川楝子15g，枳壳15g，乌药15g；小腹刺痛者，加川芎10g，丹参15g。

[又方] 调气活血汤（韩老临床经验方）加减。

柴胡15g，生地15g，白芍15g，当归15g，青皮10g，川楝子15g，枳实15g，牡丹皮15g，怀牛膝15g，生甘草10g。加炒蒲黄15g，三七粉15g，茜草20g以逐瘀止血，使瘀血得去，新血得安。

（六）血瘀

[症状] 月经淋涩不断，继之突然大下血块，血色紫暗，少腹刺痛拒按，头眩，心烦，多梦，四肢觉胀，面色深红。舌赤，舌边有瘀点，脉象弦涩有力。

[治法] 活血逐瘀止崩。

[基础方药] 逐瘀止崩汤（《安徽中医验方选集》）。

当归15g，川芎10g，三七10g，没药10g，五灵脂15g，牡丹皮15g，炒丹参20g，艾叶炭15g，阿胶（冲服）15g，炒蒲黄10g，龙骨20g，牡蛎20g，乌贼骨15g。

[又方] 加味桃红四物汤（韩老临床经验方）。

当归 15g，川芎 15g，生地 15g，赤芍 15g，桃仁 15g，红花 15g，牛膝 15g，丹参 15g。出血多者，加蒲黄炭 20g，炒地榆 50g，三七粉 5g。分两次服。

（七）血虚热

[症状] 月经淋漓不断，血量少，色淡红，腹无胀痛，头眩心悸，健忘，目花，皮肤干涩，手足心热，面色虚红。舌干红无苔，脉象虚细稍数。

[治法] 养阴清热止血。

[基础方药] 地骨皮饮（《太平惠民和剂局方》）加减。

当归 10g，生地 15g，白芍 15g，川芎 10g，地骨皮 15g，丹皮 15g。加炒地榆 50g，棕榈炭 20g，阿胶（烊化）15g，龟甲 20g，续断 15g，桑寄生 15g 以滋阴止血。

（八）血实热

[症状] 月经量多，持续不断或突然大下，色深红，稠黏臭秽，有血条、血块，腹痛拒按，心烦多梦，四肢发热，便秘，尿赤，口渴饮冷，面色深红。舌苔黄燥，脉象洪大或弦数有力。

[治法] 清热凉血止崩。

[基础方药] 清热固经汤（《简明中医妇科学》）加减。

生地 15g，地骨皮 15g，龟甲 20g，牡蛎 20g，阿胶（烊化）15g，栀子 15g，炒地榆 50g，黄芩 15g，棕榈炭 20g，藕节 20g，甘草 10g。加丹皮 15g，白芍 20g 以凉血敛阴。

【临证验案】

案一 于某，女，28 岁，工人。

[病史] 患崩漏 3 年之久。经中西医治疗数月，使用针药达百余次，病情不减，出血时作时止。1971 年春，经人介绍来门诊求治。患者介绍了发病及治疗经过，有的认为是中气下陷，冲任不固而致，予以益气升陷之方；也有主张肝郁化热迫血妄行而致崩漏，予以苦寒凉血止崩之方；还有主张气滞血瘀而致崩漏，予以理气行瘀之方。该患者以此三家之方长期服药均无显效，

反而身体极端衰弱，严重贫血外观。刻下：经血淋漓不断，血色鲜红无臭，面色苍白，语言低微，呼吸气怯，眩晕健忘，动则头汗出，干咳，腰及足跟痛，两颧红赤，手足心热。唇舌淡，干而无苔，脉虚细稍数。

［诊断］崩漏。

［辨证分析］非为脾虚中气下陷，冲任不固之崩漏；亦非肝郁化热，迫血妄行之崩漏；又非气滞血瘀之崩漏。此属体内阴虚，相火妄动，灼伤胞脉而致血液妄行之故。结合个人临床经验，欲塞其流必要澄其源。

［治法］滋阴潜阳，固冲止血之法。

［方药］熟地、山茱萸、牡蛎、海螵蛸、龟甲、白芍、续断、桑寄生、杜仲炭、炒地榆、棕榈炭、升麻。

嘱其照方服数剂，俟半月后再诊。

2周后该患又前来就诊诉病情好转，月经停止1周，腰腹无痛，夜卧得安。诊其脉象较前有力，知其肾气将复，又守原方加知母、地骨皮以滋阴除虚热，告其以此方宜久服。2个月后该患者前来复诊，自诉服方药20余剂，近2个月月经按时来潮，自觉精神如常，身无所苦。

按语：该患崩漏日久，势必导致肾虚，冲任不固，终至精血不足。血虚气亦不足，气虚则动则汗出，语言低微，呼吸气怯；血亏则面色苍白，唇舌淡而干，两颧潮红，五心烦热均属阴虚火旺之象。必予釜底抽薪，滋阴降火之法。《医宗金鉴》云："天地温和经水安，寒凝热沸风荡然。"滋阴清热以利止血。方中以炒地榆、杜仲炭、棕榈炭，清热凉血止血；以续断、桑寄生、牡蛎、海螵蛸补肾固涩；熟地、白芍、山茱萸、龟甲等滋阴补血养血，取升麻升举之效。非一派炭类止血便可获效。

案二 邓某某，女，16岁，学生。1980年11月28日初诊。

［病史］患崩漏2年之久，13岁月经初潮即有此疾，经水三五月一潮，潮则崩淋不止，延续月余；止则停久不行，行而其崩益甚，多方求医，几次住院接受中西医结合治疗，治皆罔效，近半年出血益甚，辍学求医，病竟不起，唯借输血苟全性命，有医院建议其手术切除子宫，患者及家属不允，遂经人介绍前来韩老处就医。

此次就诊阴道出血50余日，量时多时少，色红无块，面白如纸，两颧微赤，体瘦如柴，心悸气短，言语断续，气力不接，头晕耳鸣，五心烦热，自汗盗汗，口干不欲饮，腰膝酸软，足跟痛，舌红少津，脉弦细数。想是重疴重症，堪难治愈。然医乃仁术，救困救危，遂问之："诊断为何?"答曰："功能失调性子宫出血。"余喜而慰之，吾能治之，勿急。

[诊断] 崩漏。

[辨证分析] 肝肾阴虚，热伏冲任，胞脉不固，气血耗伤。

[治法] 育阴补肾，益气固冲。

[方药] 生地25g，白芍20g，鹿角胶25g，山药15g，续断20g，桑寄生20g，杜仲20g，海螵蛸25g，蒲黄炭20g，炒地榆50g，黄芪15g，党参20g，当归15g，山茱萸15g。10剂，水煎服，日一剂，早晚分服。

二诊：半月后邓某某与其母来复诊，告曰："病势大转，虽出血未止，但量减半，精神日振，饮食知味。"经诊脉辨证倍加地榆，嘱再服数剂，其血当止。

三诊：1周后复诊，果如所言，遂减去塞流之品，加入五味子、龟甲、巴戟天各15g，令连服药月余后配成丸药久服。

经1年余治疗，患者月经以时下，量、质正常，病体康复，重返学校。

按语： 韩老认为初潮女子患崩漏者，多以肾虚为多，且下血不止，但无所苦，致使医者举措茫然。本病从肾阴不足，封藏失职论治，其因有二：一则初潮即崩，亦肾气尚未充实；二则症见腰膝酸软，足跟痛，头晕耳鸣，自汗盗汗，口干不欲饮，五心烦热乃阴亏之象也。舌红少津，脉弦细数，主水亏火旺，正合《内经》"阴虚阳搏谓之崩"之旨。及其治也，塞流、澄源，先止其血；固本、澄源，再善其后。阴虚者，阳必不足，是以气弱；水亏者，火必炎上，因而生热。本例治疗上采用育阴补肾，益气固冲之法，用自拟方"育阴止崩汤"加减治疗。方中有生地黄、白芍、山茱萸育阴；杜仲、桑寄生补肾；当归和血，鹿角胶止血，海螵蛸涩血；黄芪、山药补气摄血；蒲黄炭、炒地榆凉血止血。全方从阴引阳，从阳引阴，所固在肾，所摄在血，有固本塞流之妙用，为治崩之良方。

案三 朱某，女，28岁，未婚。1980年3月23日初诊。

[病史] 末次月经2月28日来潮，经行5日，量色质均正常，净后4天，阴道淋漓下血，量少，色淡质稀，至今已20日未止。自诉春节期间劳累过度，睡眠欠佳，食欲不振，倦怠乏力，余均正常。舌苔稍有花剥，尖有芒刺，

脉象弦细。

[诊断] 崩漏。

[辨证分析] 劳伤心脾，冲任不固。

[治法] 补益心脾，固摄冲任。

[方药] 党参 15g，白术 10g，茯苓 15g，玉竹 15g，阿胶（烊化）10g，白芍 15g，麦冬 10g，夜交藤 10g，五倍子 10g，侧柏炭 15g，甘草 5g。6 剂，水煎服，日一剂，早晚分服。

4 月 1 日二诊：服药后，阴道下血昨日已止，现无不适。舌苔厚腻，边尖起刺，两侧有齿痕，脉象弦细。治以补心益肾之法，拟方如下。

党参 15g，白术 10g，茯苓 10g，玉竹 15g，地黄 20g，白芍 20g，阿胶（烊化）10g，牡蛎 15g，麦冬 10g，侧柏叶 10g。6 剂，服法同上。

4 月 24 日三诊：4 月 5 日月经来潮，经行 5 天，量稍多，色质正常，小腹隐痛，净后 6 日又出现少量阴道出血，淋漓 9 日始净，现小便频数，舌苔黄腻，尖有芒刺，脉象弦细。仍遵前法治疗，拟方如下。

党参 15g，茯苓 15g，山药 15g，香附 10g，黄芩 15g，地黄 20g，白芍 15g，阿胶（烊化）10g，麦冬 10g，覆盆子 10g，甘草 5g。6 剂，服法同上。

5 月 18 日四诊：此次月经延后 10 天，于 5 月 15 日月经来潮，现经行第三日，量中等。1 周前患感冒，至今未愈。舌苔薄白，边尖起刺，脉细略浮。治当先祛风热，兼顾冲任，拟方如下。

桑叶 10g，薄荷 10g，荆芥 10g，桔梗 10g，杏仁 10g，丹皮 15g，橘皮 10g，益母草 10g，生甘草 10g。5 剂。

于本年冬季随访，患者从 5 月份月经来潮，5 天经血即净，之后月经正常。

按语：此案属于漏证。阴道出血量少，淋漓不止，病属劳伤心脾。心主血，脾统血，心脾受伤，失其主宰统摄之权，以致月经淋漓不止，故治以补益心脾之法，固护冲任。肾虚则封藏不固，小溲频数，所以应补心脾，益肝肾。后又因感冒，正值经期，故先祛风热，兼顾冲任。由此可见，此证原因主要在于心脾，其次在于肝肾，若能使心强脾健，肝柔肾固，则病亦自能向愈。

案 四 邱某，女，34 岁，出纳员，已婚。1988 年 5 月 3 日初诊。

[病史] 阴道不正常出血月余，量时多时少，多则小腹痛减，少则淋漓不畅腹胀难忍，得矢气稍安，大便数日未行，小溲黄赤，腹痛拒按，烦躁易怒，口干而渴，太息频频，舌红苔黄，脉弦涩而数。经询此病得于经期触怒，以往曾有数次发作，均于药后得安。此番下血犹前，但腹痛转剧，痛极则手足不舒，难以转侧。

[诊断] 崩漏（气滞血瘀型）。

[治法] 调气化瘀止血。

[方药] 柴胡 10g，青皮 15g，川楝子 15g，枳壳 15g，丹皮 15g，当归 15g，赤芍 15g，黄柏 15g，延胡索 20g，生地 15g，牛膝 15g，大黄（后下）3.5g，甘草 10g。3 剂，水煎服，日一剂，早晚分服。

二诊：服药 3 剂后血止，腹胀痛症状明显缓解，大便调和，仍有善太息。嘱其再以原方减量送服逍遥丸、益母丸，分早晚而进，调治两周停药。5 月 20 日月经来潮，4 天自止，诸恙已平。

按语： 崩漏属气滞血瘀者固属少见，但临床并非全无。本病例虽有气病在先，但因痼疾血分，且见一派瘀滞之象，故治疗应侧重于活血化瘀，又因瘀兼热象，因而须加清热凉血之药，同时给予调气。俾血瘀、血热、气滞等致崩漏诸因尽除，自当获效。用原方减量送服逍遥丸、益母丸之目的，在于稳图善后，正本清源，恐其复酿崩疾，或日成癥瘕。

案五 付某某，女，49 岁，退休职工。1988 年 3 月 15 日初诊。

[病史] 1 月前因夫病而奔走护理，经行之际冒寒远涉，遂致崩漏延绵不已，苦于人手短缺，未能及时就医。今晨起临厕努力，忽又血下如注，色淡不鲜，阵阵头晕，腰脚不利，急来求治。该患素体不健，天癸未绝。查见面色晦暗，舌淡苔薄，两脉沉弱。自述乏力气短，四末不温，便溏尿频，懒进食水。

[诊断] 崩漏。

[辨证分析] 脾肾阳虚，冲任不固。

[治法] 温补脾肾，益气止崩。

[方药] 熟地 20g，山药 15g，白术 15g，巴戟天 15g，菟丝子 15g，续断 15g，桑寄生 15g，杜仲 20g，黄芪 40g，海螵蛸 25g，炒地榆 100g，鹿角胶（冲服）25g。3 剂，水煎服，日一剂，早晚分服。

二诊：服药 3 剂后，出血止，但仍有腰膝冷痛，四末不温，舌脉同前。故减去塞流之品，调治月余，病未再发。

按语：该患年届七七之年，天癸虽未绝，但肾气渐衰；由于经行之际，感寒过劳，阳气耗伤益甚，导致崩漏。故治疗须温肾健脾，补阳益气。方中续断、桑寄生、杜仲、巴戟天等平补肾气，既不同于桂、附峻补其阳，也不同于姜类骤散其寒。暴崩之时当急固塞流，减少过度损伤精血，耗伤正气；待血止之后，适宜缓图澄源、复旧，二法同步兼施。患者七七之年，当以扶正为本，兼以固冲，可使疾病得愈。

第七节 闭 经

女子年逾 16 周岁月经尚未来潮，或月经来潮后又中断 6 个月以上者，称为闭经，前者称原发性闭经，可由先天原因所致，表现有禀赋不足，冲任不充，发育不良等征象。后者称继发性闭经，常常月经正常来潮后突然停闭，或由月经后期量少而渐至停闭，其病因病机不同，证见亦有区别。《景岳全书·妇人规》将闭经病机归纳为血枯、血隔，至今仍有重要的临床意义。妊娠和哺乳期停经或个别生理的居经、避年、暗经等均不属此疾。

闭经的主要发病机制是冲任气血失调，虚者由于冲任亏败，源断其流；实者因邪气阻隔冲任，经血不通。然心主血脉，统摄诸经之血，在体内循环往复不已，濡养全身，若因劳思过度，损伤心气，则不能化精为血可致经闭。肝主疏泄，性喜条达，能调节全身血量平衡。若因性躁多怒，肝气郁结，脉络不畅，则气滞血瘀亦可致经闭。肺主气机朝百脉，如雾露之灌溉，内营脏腑，外充皮毛，若因悲哀不已，耗损肺气，水精失布，则精枯血少可致经闭。脾主运化，生化气血之源，为后天之本，若因劳倦过度或饮食失节，损伤脾胃，则气血不生可致经闭。肾为先天之根，主藏精气，总司五脏六腑之精气，濡养诸经百骸，若因不慎房室，阴精暗耗或久病伤精损血或产多乳众，则精亏血少而致经闭。此外，亦有因感受寒湿之邪或体内阳气不达，血被寒凝而致经闭者。朱丹溪曰："经不通，或因堕胎及多产伤血，或因久患潮热销血，或因久发盗汗耗血，或因脾胃不和，饮食少进而不生血……或因七情伤心、心气停结，故血闭不行也。"齐仲甫曰："妇人月事不来，此因风冷客于胞门，或醉以入房，或因风堕坠惊恐，皆令不通。"《景岳全书·妇人规》云："血枯之与血隔，本自不同。盖隔者，阻隔也；枯者，枯竭也。阻隔者，因邪气之隔滞，血有所逆也；枯竭者，因冲之亏败，源断其流也。凡妇人病损至旬月半载之后，则未有不闭经者。正因阴竭，所以血枯，枯之为义，无血而然。故或以羸弱，或以困倦，或以咳嗽，或以夜热，或以饮食减少，或以亡血失血，及一切无胀、无痛、无阻、无隔，而经有久不至者，即无非血枯经闭之候。欲其不枯，无如养营；欲以通之，无如充之。但使雪消则春水自来，血盈则经脉自至。源泉混混，又孰有能阻之者？奈何今之为治者，不论有滞无滞，多兼开导之药。其有甚者，则专以桃仁、红花之类，通利为事，岂知血滞者可通，血枯者不可通也。血既枯矣，而复通之，则枯者愈枯，其与榨干汁者何异？为不知枯字之义耳，为害不小，无或蹈此弊也。"

临证时运用四诊八纲审因辨证，详辨病在何部，属何脏、何腑、何经、何络，属虚，属实，属寒，属热。

治疗上根据《素问·阴阳应象大论篇》所云："病之始起也，可刺而已，其盛，可待衰而已。故因其轻而扬之，因其重而减之，因其衰而彰之。形不足者，温之以气；精不足者，补之以味。其高者，因而越之，其下者，引而竭之；中满者，泻之于内；其有邪者，渍形以为汗；其在皮者，汗而发之；其慓悍者，按而收之；其实者，散而泻之。审其阴阳，以别柔刚。阳病治阴，阴病治阳，定其血气，各守其乡，血实宜决之，气虚宜掣引之。"然后再运用治疗常规，虚则补之，实则泻之，寒则温之，热则清之。阴虚宜滋阴养血；阳虚宜补阳益气；血虚宜补血养阴；气虚宜益气补阳；气滞宜行气活血；血瘀宜破血理气；实寒宜温而散之；虚寒宜温而补之。但补之中勿过于大滋大补，以免留邪；泻之中勿过于破血行气，以免损伤正气；温之中勿过于辛热发散，以免耗损阴血；清热之中勿过于苦寒，以免损伤脾胃之气。

【辨证论治】

（一）气滞血瘀

[症状] 月经迟延数月不通，头眩，心烦易怒，乳房胀痛，胸胁胀满，呃逆，善太息，面色暗滞，口苦咽干，便秘，尿赤。舌微黄，舌边有瘀斑，脉象弦而有力。

［治法］调肝理气活血。

［基础方药］乌药散（《太平圣惠方》）加减。

乌药 15g，莪术 10g，肉桂心 10g，当归 15g，桃仁 15g，青皮 10g，木香 5g。有热者，减肉桂心；加川芎 15g，赤芍 15g 以行瘀血。

［又方］腹痛过于胀者，属血瘀碍气，宜用血府逐瘀汤（《医林改错》）。

当归 15g，生地 15g，桃仁 15g，红花 15g，枳壳 15g，赤芍 15g，柴胡 10g，川芎 10g，桔梗 10g，牛膝 15g，生甘草 10g。有热者，加黄芩、栀子；便秘者，加少量大黄以通便行血。

（二）寒湿凝滞

［症状］经闭不行，小腹冷痛，坠胀，喜温拒按，白带绵绵，四肢不温，胸闷，呃逆，面色青白。舌质青暗，苔白滑，脉象沉缓有力。

［治法］温经散寒除湿。

［基础方药］少腹逐瘀汤（《医林改错》）。

南茴香 10g，炮姜 10g，延胡索 15g，五灵脂 15g，没药 15g，川芎 10g，当归 15g，蒲黄 15g，官桂 10g，赤芍 15g。

［又方］温经汤（《妇人大全良方》）。

人参 15g，怀牛膝 15g，当归 15g，川芎 10g，赤芍 10g，肉桂心 10g，莪术 10g，丹皮 15g，甘草 10g。

（三）肾阳虚

［症状］月经久不通，腹痛喜温喜按，白带清稀，腰酸腿软，尿频，四肢不温，面色晦暗。舌质淡润，脉象沉弱。

［治法］扶阳益气温中。

［基础方药］肾气汤（《金匮要略》）。

熟地 15g，山药 15g，山茱萸 15g，泽泻 10g，茯苓 15g，丹皮 15g，肉桂 10g，附子 10g。

［又方］固阴煎（《景岳全书》）加减。

人参 15g，山药 15g，熟地 15g，山茱萸 15g，菟丝子 15g，远志 15g，五味子 15g，炙甘草 10g。加附子 10g，肉桂 10g，补骨脂 15g 以温肾助阳。

(四) 血虚

[症状] 月经闭止数月半载，小腹无胀无痛，头眩心悸，潮热盗汗，皮肤不润，眼角干涩，手足心热，大便秘，小便少赤，面红颧赤，或干咳唾血。舌干红无苔，脉弦细数。

[治法] 养阴补血。

[基础方药] 补肾地黄汤（《陈素庵妇科补解》）加减。

熟地 15g，知母 15g，黄柏 10g，泽泻 10g，山药 15g，远志 15g，茯苓15g，丹皮 15g，酸枣仁 15g，玄参 15g，麦冬 15g，竹叶 15g，龟甲 20g，桑螵蛸 15g，山茱萸 15g。如咳血者，加阿胶（烊化）15g，茅根 20g。汤、丸均可。

(五) 肺阴血虚

[症状] 月经不通，干咳唾血，胸痛气短，唇红颧赤，手足心热，面虚红。舌干红无苔，脉象细数。

[治法] 养阴润肺，生津止嗽。

[基础方药] 百合固金汤（《慎斋遗书》）加减。

百合 15g，生地 15g，熟地 15g，玄参 15g，贝母 15g，桔梗 15g，麦冬15g，白芍 15g，当归 10g，甘草 10g。如咳血者，加丹皮 15g，茅根 15g 以取凉血止血之效。

(六) 心阴血虚

[症状] 月经闭止数月半载，小腹无胀无痛，心悸气怯，动则汗出，失眠，怔忡，记忆力减退，面色虚红。舌质干淡，脉象虚细。

[治法] 滋阴生血养心。

[基础方药] 天王补心丹（《世医得效方》）。

生地 15g，玄参 15g，人参 10g，丹皮 15g，茯神 15g，桔梗 15g，远志15g，酸枣仁 15g，柏子仁 15g，天冬 15g，麦冬 15g，当归 15g，五味子 15g。共为细面，蜜制成 10g 丸，朱砂为衣，每日早、午、晚各服 1 丸。

以上 3 方均可用于阴虚血少而经闭者，对于阳虚血少经闭无益。

(七) 心脾阳虚

[症状] 妇女月经久不通, 腹无胀痛, 面色淡白, 舌质淡润, 头眩健忘, 心悸汗出, 白带绵绵, 四肢不温, 饮食减少, 肌肉消瘦, 大便溏薄, 面浮肢肿。脉象虚缓。

[治法] 养心健脾益气。

[基础方药] 归脾汤。(《重订严氏济生方》)

人参 15g, 黄芪 15g, 白术 15g, 当归 15g, 茯神 15g, 远志 15g, 龙眼肉 15g, 酸枣仁 15g, 木香 5g, 甘草 10g。

【临证验案】

案一 袁某, 女, 34 岁, 教师。1965 年 9 月 13 日初诊。

[病史] 停经 5 个月。近感乳房, 小腹作胀, 体态日丰; 脉细数, 舌质稍红, 苔薄。末次月经 4 月 13 日。既往行经量少色淡, 2~3 天即停。1958 年曾经闭 4 个月, 经治疗而愈。结婚 10 余年未孕。

[妇科检查] 宫颈轻度糜烂。

[诊断] 闭经, 不孕症。

[辨证分析] 痰湿壅盛, 胞脉阻滞所致。

[治法] 理气化浊, 宣通脉络。

[方药] 制南星 15g, 姜半夏 10g, 制香附 15g, 陈皮 15g, 全瓜蒌 15g, 当归 20g, 茺蔚子 15g, 炒枳壳 15g, 台乌药 10g。3 剂, 水煎服, 每日 1 剂, 早晚分服。

9 月 21 日二诊: 药后腰酸腹痛如旧, 经仍未行, 仍从前意, 再予理气化痰, 活血调经。拟方如下。

制香附 20g, 制川朴 15g, 姜半夏 12g, 炒陈皮 15g, 制南星 15g, 当归 20g, 茺蔚子 15g, 台乌药 10g, 炒延胡 15g。5 剂, 用法同上。

9 月 28 日三诊: 昨日经来, 量少色淡, 腹痛剧烈, 下午自服益母草膏后, 阴道流出小紫块四五块。现觉少腹冷痛, 经行不畅。治以温通经络, 通达气机之法。拟方如下。

当归 20g, 制香附 20g, 炒延胡 15g, 肉桂粉 (冲服) 2g, 炒吴茱萸 10g,

炮姜 10g，姜半夏 10g，炒陈皮 15g，茺蔚子 15g，红花 15g。5 剂。

服药后经量较多，色泽转鲜，5 日而经净。

按语：该患者体丰之质，多痰多湿，痰湿壅阻经隧；或脾阳失运，湿聚成痰，脂膏痰湿阻滞冲任，胞脉闭而经不行。治疗首宜调达气机，宣通脉络，蠲化痰浊，使浊邪化而经调。若一味破瘀通经，必难取效。

如本例虽已感腰酸腹痛，但服益母草膏后，经仍不畅行，就是忽略了主因的关系。首以理气通络化痰调经为治，此后症见少腹冷痛，经行不畅，一派宫寒之象，原方加肉桂、吴茱萸、炮姜以温经散寒。血得温则行，得寒则凝，当胞脉得温，痰湿得除，则经水自通。

案二 刘某，女，20 岁。1973 年春来门诊就医。

[病史] 该患 17 岁月经初潮，血量较少，色浅淡，3 月一行，1 年以后开始经闭，现 2 年之久经血未行，感觉体倦心悸，失眠健忘，小腹无胀无痛，经服中药 20 余剂，无效果，反而出现低热，胸闷，不思饮食。视其曾用方药，多是健脾益气，通经活血之品。望其面色两颧发赤，唇舌干红无苔，语言低微，呼吸气怯，脉象弦细稍数。

[诊断] 闭经。

[辨证分析] 先天禀赋不足，血枯之经闭也。

[治法] 补阴益肾，养血调经。

[方药] 熟地黄 15g，山茱萸 15g，杜仲 15g，女贞子 15g，覆盆子 15g，龟甲 20g，枸杞子 15g，龙骨 15g，当归 15g，白芍 20g。水煎服，每日 1 剂。

二诊：半月后体力增强，睡眠得安，饮食增进，唯月经不通，切其脉象弦缓有力，知其胃气将复，肾气渐生，唯肝气不达，又按原方中稍加疏导之药，原方加川楝子 10g，牛膝 15g，丹参 15g。嘱其照服数剂。

半月后该患者前来就诊告知月经已通，血量较多，色黑紫，有血条，诊其脉象弦滑，二尺脉较弱，此属冲任脉虚之故。拟方如下，以善其后。

熟地黄 15g，山茱萸 15g，杜仲 15g，续断 15g，桑寄生 15g，女贞子 15g，龟甲 20g，枸杞子 15g，当归 15g，白芍 20g，龙骨 15g。

按语：该患者正当三七之时，理应精血旺盛，由于先天不足，肾气未充，天癸虽至，但精血匮乏，血海不能如期满盈，无血可下故致经闭，非气虚中气不足，气不化血之故，亦非血滞阻隔月经不通之由也。临证万不可妄投破血耗气之品，切记"大实有羸，反泻含冤"之古训。

案三 杨某，女，25岁，已婚。1977年12月2日初诊。

[病史] 经水7月未行。伴头晕目眩，心烦易怒，乳房胀痛，胸胁胀痛，时时太息，面色滞暗，口苦咽干。17岁月经初潮，平素月经周期约40日，经量较少。1年前与爱人言语相争，争执动怒，致月经行而骤止，从此月经先后无定期，色深有块，经量渐减，终至停闭不行。末次月经5月1日。

[查体] 舌质红，舌边瘀点瘀斑，脉弦有力。

[诊断] 闭经。

[辨证分析] 肝气郁滞，冲任阻滞所致。

[治法] 疏肝理气，活血调经。

[方药] 当归20g，白芍20g，枳壳15g，青皮10g，川楝子15g，穿山甲15g，王不留行15g，通草10g，皂角刺10g，怀牛膝20g，桃仁15g，红花20g，甘草5g。5剂，每日1剂，水煎2次，早晚分服。

嘱其调情志，勿抑郁。

服药10剂后，症状均有所缓解，月经来潮，血量不多，带血2天，经净后，患者出现腰痛膝软、头晕等现象。诊其脉弦细，知其病程日久，子盗母气而见肾虚之象，故给予滋水涵木，行血调经法，又投以育阴汤继续治疗2个月。

按语：本案经水7月未行，首先排除妊娠可能，诊断为继发性闭经。患者平素性情急躁易怒，致月经行而骤止，结而成瘀，胞脉被阻，影响冲任气血失调，导致经血闭止不行。肝经郁滞，气机不利，出现以上诸候。《女科经纶》引叶以潜曰"故滞者不宜过于宣通，通后又须养血益阴，使津血流通"，据此理论及患者的临床症状，以肝肾并举，养血调经，因此收到事半功倍之效。

案四 陈某，女，34岁，已婚。1985年8月初诊。

[病史] 月经年逾两载未潮。虽治亦无转机。平素头晕健忘，目涩耳鸣，腰膝酸软，手足心热，口干不欲饮，夜寐多汗；舌红无苔，脉弦细数。18岁月经初潮，每2~3月一行，经量正常。婚后孕5产1，两年前自然分娩，产后出血较多。

[诊断] 闭经。

[辨证分析] 肝肾亏损，胞脉虚空，无水舟停所致。

[治法] 填精补血，养阴清热。

[方药] 炙鳖甲 15g，龟甲 20g，生地黄 25g，当归 15g，白芍 25g，山茱萸 15g，阿胶 15g，地骨皮 15g，盐黄柏 10g，白薇 15g。10 剂，水煎服，每日1 剂，早晚分服。

二诊：口干、目涩、盗汗悉减，头眩耳鸣症除，舌脉同前。拟方如下。

炙鳖甲 15g，龟甲 20g，生地黄 25g，当归 15g，白芍 25g，山茱萸 15g，阿胶 15g，地骨皮 15g，盐黄柏 10g，杜仲 20g，续断 20g。10 剂，水煎服，每日 1 剂，早晚分服。

三诊：腰膝渐觉有力，精神爽，小腹、乳房微胀，有经血欲潮之感。脉转弦滑。拟方如下。

龟甲 20g，生地黄 25g，当归 15g，赤芍 25g，山茱萸 15g，杜仲 20g，续断 20g，怀牛膝 15g，益母草 15g，巴戟天 15g。3 剂。

四诊：月经来潮，经行两天，量少，色淡红。舌红苔薄，脉弦缓。拟方如下。

熟地黄 20g，山药 15g，白芍 15g，枸杞子 15g，续断 20g，杜仲 20g，怀牛膝 15g，桑寄生 15g，女贞子 15g，墨旱莲 15g，仙灵脾 20g，仙茅 20g。水煎，隔日一服，经期停药，经后再依法服之。

经过 3 个月的调治，患者终于月事如期，获得痊愈。

按语：此则病案，系因多产、堕胎、以致肾精亏耗，精血不足，无水舟停而致经闭。肾藏精，肝藏血，肝肾为母子之脏，水火之宅，虚则亦虚，亏则亦亏，肾精不足，则肝血虚少，肝血不足，肾精亦亏，精血匮乏，源断其流，冲任亏损，胞宫无血可下，而成经闭。《医学正传》云："月经全藉肾水施化，肾水既乏，则经血日以干涸。"依据乙癸同源，精血互生之理，施滋水涵木，助水行舟之法而收全功。

第八节 痛 经

痛经是指妇女经行前后，或正值经期，出现周期性小腹疼痛，或痛引腰骶，甚则剧痛难忍，严重者可因痛而致昏厥。痛经最早见于《金匮要略·妇人杂病脉证并治》："带下，经水不利，少腹满痛，经一月再见。"《诸病源候论》首立"月水来腹痛候"，认为"妇人月水来腹痛者，由劳伤血气，以致体虚，受风冷之气，客于胞络，损伤冲任之脉"。

痛经主要发病机制在于邪气内伏或精血素亏，更值经期前后冲任二脉气血充盛，胞脉气血运行不畅，"不通则痛"，或胞宫气血不足，胞脉失于濡养，"不荣则痛"。有因肝郁气滞，脉络不畅，经期胞脉充盛，气滞血瘀而致小腹刺痛的；有因体内多寒，或外受寒湿，寒血相搏而致经期小腹绞痛的；有因平素气血不足，胞脉失养，经后脉络空虚而致小腹虚痛的；有因肝肾亏损，阴精不化，膏脂不生，经后胞脉空虚而致经行小腹隐痛的。《妇人大全良方》云："妇人经来腹痛，由风冷客于胞络冲任，或伤于太阳少阴。"《济阴纲目》载："戴氏云：经水来而腹痛者，经水不来而腹亦痛者，血气俱虚也。"

痛经有虚实寒热之不同。有的虚中挟实，实中挟虚；有的寒中有热，有的热中有寒。《丹溪心法》根据痛经发生于经前、经期或经后，提出对痛经寒热虚实的辨证，具体指出："经候过而作痛者，乃虚中有热，所以作痛。经水将来作痛者，血实也（一云气滞。）""临行时腰痛腹痛，乃是郁滞有瘀血""紫色成块者，热也"。

临床辨证时，多以经前腹痛拒按者，多属实；经后腹痛不拒按者，多属虚；若小腹刺痛者，属血瘀有热；若小腹绞痛者，属气滞有寒；若小腹空坠隐痛喜温喜按者，属气血不足虚寒之征；若小腹绵痛喜寒恶热不拒按者，属气血不足虚热之征；若痛过于胀者，属血瘀碍气；若胀过于痛者，属气滞碍血；若痛胀相持者，属于气血同病也；痛在小腹正中多为胞宫瘀滞，痛在少腹一侧或两侧病多在肝，痛连腰骶病多在肾。

治疗以调理冲任气血为主，需根据不同的证候，或行气，或行血，或散寒，或补虚，或泻实。

【辨证论治】

（一）气滞血瘀

[症状] 妇女经期小腹刺痛拒按，月经涩少，色紫暗而有血条、血块，心烦欲狂，性躁多怒，胸胁胀满，呃逆，善太息，面色暗滞无泽。舌紫而有瘀

斑，苔黄燥，脉弦涩有力。

［治法］调肝理气活血。

［基础方药］血府逐瘀汤（《医林改错》）。

当归 15g，生地 15g，桃仁 15g，红花 15g，枳壳 15g，赤芍 15g，柴胡 10g，川芎 10g，桔梗 10g，怀牛膝 15g，生甘草 10g。如有热者，加黄芩 15g；便秘者，加少量大黄。

［又方］胀过于痛者，用乌药散（《太平圣惠方》）加减。

乌药 15g，莪术 10g，肉桂心 10g，当归 15g，桃仁 15g，青皮 10g，木香 5g。加延胡索 15g，红花 10g 以理气活血止痛。

（二）寒湿凝滞

［症状］妇女经期腹痛如绞，喜温拒按，经量涩少，色紫暗无泽或如黑豆汁色，四肢厥逆，面色青白。舌边青紫，口中滑润，脉象沉迟有力。

［治法］温经散寒活血。

［基础方药］少腹逐瘀汤（《医林改错》）。

南茴香 10g，炮姜 10g，延胡索 15g，五灵脂 15g，没药 15g，川芎 10g，当归 15g，蒲黄 15g，官桂 10g，赤芍 15g。

（三）胞中虚寒

［症状］妇女经期小腹隐痛，喜温喜按，经色清稀，腰酸腿软，四肢不温，尿频，白带下注，面色淡白。舌质淡润，脉象沉缓无力。

［治法］温中扶阳益气。

［基础方药］温肾扶阳汤（韩老临床经验方）。

人参 15g，山药 15g，熟地 15g，山茱萸 10g，吴茱萸 10g，菟丝子 15g，肉桂 10g，附子 10g，补骨脂 15g，白术 15g。

（四）气血虚弱

［症状］妇女经期小腹绵绵作痛，不拒按，月经量少，色浅淡，头眩健忘，气短汗出，语言无力，面色浮白。舌质淡润，脉象虚缓而细。

［治法］益气补血。

[基础方药] 八珍汤（《正体类要》）加减。

当归 15g，白芍 15g，川芎 10g，熟地 15g，人参 15g，白术 15g，茯苓 15g，甘草 15g。加黄芪 15g，远志 15g，以益气养心。

[又方] 归脾汤（《重订严氏济生方》）。

人参 15g，黄芪 15g，白术 15g，当归 15g，茯神 15g，远志 15g，龙眼肉 15g，酸枣仁 15g，木香 5g，甘草 10g。

（五）肝肾亏损

[症状] 妇女经期小腹隐痛，不拒按，经色淡红，量少，头眩健忘，腰痛，足跟痛，眼角干涩，潮热盗汗，手足心热，口干不欲饮，面红颧赤。舌干红无苔，脉象弦细数。

[治法] 养肝补肾，滋阴生血。

[基础方药] 调肝汤（《傅青主女科》）加减。

山药 15g，阿胶 15g，当归 15g，白芍 20g，山茱萸 15g，巴戟天 15g，甘草 10g。加牡蛎 20g，杜仲 15g，怀牛膝 15g 以补肾濡肝。

【临证验案】

案一 袁某，女，46 岁。1974 年 2 月 4 日初诊。

[病史] 月事前后，满腹抽掣疼痛，上引胸膺，四肢清冷不温，每月行经必发；舌苔白腻而厚，脉弦细而滑，按之无力。

[诊断] 痛经。

[辨证分析] 寒湿阻滞肝脉，不通则痛。

[治法] 暖肝散寒，调经止痛。

[方药] 柴胡 15g，白芍 20g，枳壳 15g，当归 15g，桂枝 10g，香附 15g，延胡索 15g，吴茱萸 10g，陈皮 15g，川楝子 15g，干姜 10g。3 剂，水煎服，日一剂。

嘱避风寒，饮食当慎，禁甜腻。

二诊：药后掣痛渐减，昼轻夜重，四肢渐温，小腹下坠，小溲欲解不得，带下清稀。舌苔厚腻，脉同前。再以前方加减。

柴胡 15g，白芍 20g，当归 15g，吴茱萸 10g，陈皮 15g，干姜 10g，桂枝

10g，川楝子 10g，乌药 10g，延胡索 15g，乌贼骨 10g，枳壳 15g。3 剂，服法同上。

三诊：腹痛减，小溲畅，带下渐少，仍感四肢欠温，舌苔渐化，两脉仍有弦象，尺脉按之无力。再以疏肝和胃，淡渗化湿之法。拟方如下。

当归 15g，杭白芍 15g，茯苓 20g，白术 15g，甘草 5g，肉桂 3g，吴茱萸 6g，枳壳 10g，香附 15g，薏苡仁 15g。3 剂，合附子理中丸 1 丸，日两次服。

四诊：连服甘温化湿、疏理气机之药 9 剂后，腹痛大减且抽掣疼痛亦缓解。脉虽有弦象按之仍属无力。此乃禀质薄弱，寒湿中阻而气分郁结，仍需温寒化湿，少佐理气，兼调冲任，宜拟丸药缓缓调之。

柴胡 20g，当归 30g，半夏 20g，白芍 40g，香附 30g，延胡索 30g，川楝子 20g，吴茱萸 20g，干姜 20g，肉桂 10g，薏苡仁 30g，茯苓 30g，白术 30g，党参 30g，炙甘草 20g，焦三仙各 30g。

上药选配道地，共研极细为末，加蜂蜜 100g，炼蜜为丸，每丸重 6g。每日早晚各服 2 丸，白水送下。如遇感冒或有不适皆须暂时停服丸药。

按语：本病乃禀质薄弱，寒湿中阻，气分郁结，血虚气弱，木郁不调所致。患者每值月事前后，腹部抽掣疼痛，上引胸膺，四肢清冷，当由寒滞肝脉，气机不利；木郁脾虚，水湿不运，寒湿阻滞；精血不足，脏腑失养；经期阴血下泄，机体阴血愈虚，血虚阳气不得宣泄，故见以上病证。方用四逆散加减，以疏肝解郁，调和肝脾。方中柴胡、枳壳既可疏解肝郁，又可升举清阳，使郁邪外透；芍药、当归养血敛阴，与柴胡相配，一升一敛，散郁透邪而不伤阴；香附、延胡索行气散结，以增强疏畅气机之效；配以吴茱萸、干姜、桂枝、白术温阳散寒，健脾燥湿止痛；炙甘草缓急和中，又能调和诸药，全方配伍使气机得宣，阳气得复，湿邪得除，冲任通畅则病证消除，此后改用丸剂，缓缓调之，为治疗本病的良法。

案二 杨某，女，16 岁，学生。

[病史] 素娇养成性，常因小事违意而气恼拒食。近 1 年，月经虽按期而至但经水涩少，少腹疼痛。初未介意，后二三月一潮，腹痛之象增进，且形羸少寐，烦急便艰。舌红苔黄，脉弦滑而数。问医求药，皆以血虚寒凝议之，投以温补辛通之类，屡治不验，故求医于韩老。

[诊断] 痛经。

［辨证分析］四诊详参，证属肝郁气滞，挟湿热下注血室，血分瘀阻，故发月经过少和月经后期，腹痛缠绵之疾。

［治法］拟解郁疏肝，行气散瘀，清利湿热之法。

［方药］石决明 15g，赤小豆 10g，丹皮 15g，制香附 20g，郁金 15g，川楝子 10g，乌药 10g，盐橘核 20g，紫丹参 20g，延胡索 20g，白芍 20g。

在每月经来前 5 日服药，至经止后停药，即在旬日左右内，每日一剂，余则啜服。遵法调理 2 个月，经事以时下，腹痛不复再作矣。

按语：此少女痛经，医者皆以血虚寒凝论治，投以温补辛通药物久治不愈，反而伤及阴血，韩老认为此病缘于平素忿怒，肝气不疏，气机郁结，气滞碍血，血行不畅，瘀阻于内，久而化热，瘀热困阻，阻塞气机，冲任受阻，不通则痛。治疗抓住肝郁这一重要环节，而立疏肝解郁，清热散结之法，用石决明、白芍以平抑肝阳、养血柔肝，缓急止痛；香附、郁金、川楝子、乌药、延胡索、盐橘核以疏肝解郁，行气散结，调经止痛；佐以赤小豆、丹皮、丹参清热凉血，活血调经，化瘀止痛。药进月余，诸症悉除，而获全效。

案三 宫某，女，32 岁，医务工作者。1990 年初诊。

［病史］15 岁月经初潮无痛经史，婚后正常产 1 次，行人流术 2 次，此后出现痛经现象，初起能够忍受，逐渐痛势加重，致不能正常工作，本院医生内诊检查：前位子宫，宫体略大，子宫颈及后穹隆处可触及大小不等的结节，触痛（＋＋）；超声发现于右附件区探及 52mm×48mm 低回声区域。西医诊断为"子宫内膜异位症"，服用西药治疗多年，只能缓解控制疼痛，包块一直不减，一旦停药疼痛如故。每临行经便紧张恐惧，情绪十分不稳，因本人在西医院校工作十余年，不愿接受中医药治疗，现苦于无奈只好试图尝试中医中药。患者素性急躁，头晕，经前头痛，乳房胀痛不可近手，腰骶疼痛，小腹及肛周下坠，每于经前 2 天至经期以上症状加重。月经周期尚可，量不多，有血块，色紫暗，行经 7～10 天。查舌质干红，苔薄黄，脉弦涩有力。

［中医诊断］痛经。

［西医诊断］子宫内膜异位症。

［辨证分析］肝郁气滞，瘀血阻络所致。

［治法］疏肝解郁，软坚散结。

［方药］三棱 10g，莪术 15g，丹参 25g，当归 20g，白芍 25g，延胡索

20g，川楝子 15g，炒香附 20g，桂枝 15g，茯苓 20g，怀牛膝 20g，醋制鳖甲（先煎）30g，甘草 10g。水煎，每日 1 剂，早晚分服。

二诊：1 周后，自觉腹胀痛，腰痛减轻，近 2 日头痛，乳胀痛明显。舌象同前，脉弦滑有力。问其月事何时，言再有 3～5 天应到正常周期。拟方如下。

三棱 10g，莪术 15g，三七粉（冲服）10g，当归 20g，川芎 15g，芍药 25g，延胡索 20g，川楝子 15g，王不留行 15g，通草 10g，穿山甲 15g，川牛膝 20g，甘草 10g。水煎，每日 1 剂。待经期过后再诊。

三诊：本次月经带血 7 天，血量较前增多，血块减少，腰腹疼痛明显减轻。经后头晕，目干涩，舌红，苔薄白，脉弦细。血压 140/100mmHg；超声复查包块 36mm×28mm。患者十分高兴，对中医药产生信任，坚持继续治疗。

守上方减川牛膝、穿山甲；加石决明、木贼草、枸杞子、菊花、醋制鳖甲（先煎）。14 剂，服法同前。

四诊：月经来潮第一天，轻微腰腹疼痛，血量不多，色正常，无血块，头痛消失，诸症减轻。舌红而润，脉弦缓。妇科检查示子宫正常大小，宫颈及后穹隆结节明显缩小，触痛（±）；超声显示包块 26mm×18mm。拟方如下。

三棱 10g，莪术 15g，丹参 25g，白芍 25g，延胡索 20g，菊花 15g，枸杞子 20g，杜仲 20g，桂枝 15g，茯苓 20g，怀牛膝 20g，醋制鳖甲（先煎）30g，甘草 10g。水煎，每日 1 剂。

继以上方调理 2 个月，6 月 5 日月经来潮，未出现腹痛腰酸，余症明显好转。

按语：中医认为，子宫内膜异位症的发病多因经期、产后摄生不慎、手术所伤或情志所郁，使离经之血当行不行，当泻不泻，留滞体内，成为瘀血，瘀血阻滞经脉，导致气血同病，不通则痛。韩老认为本案经期前后病症加重，应视为经期气血下注冲任，胞脉壅盛，气机被阻，瘀血内停而作痛。因气为血之帅，气行则血行，气滞则血凝。然祛瘀首当调肝理气，气机调畅则血行流畅。故以疏肝解郁，活血散结以治其标，再以益肾调肝，以治其本，达到"标本兼治"疾病自愈。

案四 雷某，女，38 岁，已婚，某中学教师。1994 年 10 月初诊。

[病史] 自诉14岁月经初潮，月经周期正常，痛经（－）。婚后孕3次，正常产1次；人流术2次。5年前出现经期前腹痛，自行服止痛药可以缓解，1991年始疼痛加重，多处医治效果不佳。1994年初外院超声发现右卵巢肿物40mm×42mm，部分强回声，确诊为子宫内膜异位症，建议手术治疗，患者拒绝，所以予以假孕疗法。停药后疼痛如故。经他人介绍前来求治。现经量少，色暗，有少许血块，腹部疼痛，经期性加重，冷汗自出，伴恶心，呕吐。平素无故多怒，善太息，烦躁，腰骶疼痛，肛门下坠，面色暗滞无华。舌质暗，有瘀点，脉沉弦而细。

[中医诊断] 痛经。

[西医诊断] 子宫内膜异位症。

[辨证分析] 肝郁肾虚之血瘀证。

[治法] 疏肝益肾，调经止痛，佐以软坚散结。

[方药] 当归15g，白芍20g，桂枝10g，茯苓20g，续断20g，桑寄生20g，杜仲20g，制香附20g，枳壳15g，生蒲黄15g，五灵脂10g，生龙骨20g，生牡蛎20g，甘草5g。10剂，水煎服，每日1剂，早晚分服。

二诊：服药一周，月经来潮，腹痛减轻，未见呕吐，现经行第三天，舌象同前，脉弦细略滑。拟方如下。

当归20g，白芍20g，甘草5g，枳壳15g，延胡索20g，制香附20g，桂枝10g，茯苓20g，怀牛膝20g，醋制鳖甲30g，牡蛎25g。10剂，水煎服，用法同前。

三诊：自觉平时腹痛、烦躁、善太息、失眠等症状明显好转，舌瘀点减少，脉弦细。拟方如下。

当归20g，白芍20g，枳壳15g，延胡索20g，制香附20g，桂枝15g，茯苓20g，怀牛膝20g，醋制鳖甲30g，酸枣仁20g，牡蛎25g，甘草5g。

四诊：近2天经期将至，腰骶疼痛，脉较前有力。守上方增活血止痛之药。拟方如下。

三棱10g，莪术15g，丹参25g，当归20g，白芍20g，延胡索20g，川楝子15g，香附20g，桂枝15g，茯苓20g，怀牛膝20g，醋制鳖甲25g，甘草10g。

五诊：末次月经12月27日，腰骶疼痛减轻，其他症状已不明显，现经期第五天，经血基本干净。舌质偏暗无瘀点，脉弦。拟方如下。

三棱 10g，莪术 15g，桂枝 15g，茯苓 20g，丹参 25g，当归 20g，白芍 20g，延胡索 20g，川楝子 15g，香附 20g，怀牛膝 20g，醋制鳖甲 25g，牡蛎 30g，甘草 5g。服法同前。

1 周后，本院 B 超示，右卵巢肿物 23mm×30mm。嘱其再调治 1 个月，以后改服中成药桂枝茯苓丸或散结镇痛胶囊。注意调节情志避免动怒和过劳。此后数年未发明显疼痛。

按语："子宫内膜异位症"是西医学病名，其临床表现相当于中医学的"痛经""癥瘕""不孕""月经失调"等疾病。该病以卵巢种植最为多见，典型症状为继发性痛经，进行性加重。本案患者历经 5 年的医治，病势非但未得到控制，且日趋严重，因肝郁气结，气滞血瘀，久病累及于肾，从脏腑辨析与肝肾有关；从气血而论，气滞血瘀并存，为虚实夹杂之证。治疗应以标本兼顾，调经以止痛，散结以消癥。气机畅通，瘀血可散，则经水可调，疼痛可缓，癥瘕即可缩小。

第九节　经行吐衄

妇女月经适来，或正值经期发生吐血、衄血，称为经行吐衄，又为"逆经"。

经行吐衄的主要发病机制为火热上炎，值月经期冲脉气盛上逆，损伤阳络而发生吐血、衄血。引起经行吐衄有因平素性躁多火，体内蕴热，迫血妄行，经期气血充盛，血随气逆而致经期吐衄的；有因素禀阴虚，久病耗阴损血或贪房过度，阴精暗耗，产多损伤阴血，虚热灼伤肺络，致使经断之际吐衄的。

经期吐衄，多属实热，治宜清热凉血降逆；经后吐衄，多属虚热，治宜养阴清热润肺止血。

陈良甫云："经后被惊，则血气错乱妄行，逆于上，则从口鼻出；逆于身，则血水相搏，变为水肿；恚怒，则气血逆于腰腿，心腹、背胁、手足之间重痛，经行则发，过期则止。"

妇女经期与经后吐衄，虽分虚实不同，但皆因火犯阳经和阴络之为病。属虚者，宜养阴清热则血自安，但不宜过用滋腻留邪；属于实者，宜清热泻火则血自止，但不宜过用苦寒损伤胃气。

【辨证论治】

(一) 肝郁化热

[症状] 经血适来，发生吐血、衄血，色深红并量多，有血条、血块，伴有头眩，耳鸣，心烦易怒，胸胁胀满，呃逆及善太息，面红，口苦咽干。苔黄燥，脉弦数。

[治法] 清热凉血降逆。

[基础方药] 清经四物汤（《古今医鉴》）加减。

当归 10g，白芍 15g，生地 15g，黄芩 15g，黄连 15g，黄柏 10g，知母 15g，阿胶（烊化）15g，香附 15g，甘草 10g。减辛燥伤阴之艾叶、川芎；加丹皮 15g，牛膝 15g 以清热凉血；便秘者，加少量大黄以清热降逆止血。

[又方] 百灵调肝汤（韩老临床经验方）加减。

当归 15g，赤芍 15g，怀牛膝 15g，通草 15g，王不留行 15g，皂角刺 15g，瓜蒌 15g，枳实 10g，川楝子 15g，青皮 15g，炙甘草 10g。加牡丹皮 15g，栀子 15g，小蓟 15g，白茅根 15g 以清热凉血止血。

(二) 肺阴亏虚

[症状] 经血适断，常有吐血、衄血，色鲜红，伴有头眩，耳鸣，干咳，气短，潮热盗汗，手足心热，面红颧赤。舌干红无苔，脉细数。

[治法] 养阴润肺止血。

[基础方药] 百合固金汤（《慎斋遗书》）加减。

百合 15g，生地 15g，熟地 15g，玄参 15g，贝母 15g，桔梗 15g，麦冬 15g，白芍 15g，当归 10g，甘草 10g。加茅根 15g，犀角 5g 以化瘀清热止血。

【临证验案】

案一　王某，女，17 岁，未婚。1980 年 12 月 2 日初诊。

[病史] 初潮 15 岁，周期尚准，行经十余日始净，血量多，色正常；经期腹痛，并常有鼻衄，严重可见呕血，量多时经血即减少，曾闭经 6 个月，

但每月出现衄血甚多。末次月经 11 月 15 日来潮，量少，带血 2 日，伴头痛，心中烦热，少腹胀满，腰痛，口渴喜饮冷，食欲尚可，二便正常。舌苔薄黄，左脉细弦，右脉细弦数。

[诊断] 经行吐衄。

[辨证分析] 肝郁气盛化火，灼伤血络，迫血妄行所致。

[方药] 生地黄 15g，丹皮 10g，白芍 15g，川芎 15g，黑山栀 10g，菊花 10g，制香附 12g，当归 15g，川楝子 15g，益母草 15g，荆芥炭 10g，牛膝 10g。5 剂，水煎服，每日 1 剂。

12 月 6 日二诊：3 剂后头痛及腹胀渐减，但觉全身酸楚，疲惫无力，腰痛，食后脘胀，嗳气时作，大便溏薄，日四五次，舌苔薄白，脉细弦数。治以疏肝益肾，健脾运中。拟方如下。

生地黄 15g，丹皮 10g，白芍 15g，泽兰 10g，香附 10g，党参 15g，白术 15g，茯苓 15g，益母草 20g，荆芥炭 10g，枳壳 10g。4 剂，服法同上。

1981 年 1 月 15 日三诊：近 2 个月来，月经未至，曾经鼻衄两三次，胃脘尚舒，二便正常。舌苔薄白，脉象沉弦。治以养血清热，导热下行之法。拟方如下。

生地黄 20g，当归 15g，白芍 15g，泽兰 15g，丹皮 15g，女贞子 15g，藕节 20g，怀牛膝 15g，益母草 15g，生甘草 5g。6 剂，服法同上。

四诊：月经于 1 月 19 日来潮，量中等，色暗无血块，持续 3 天，腹部微痛，鼻衄未作，舌质淡苔薄白，脉象细数。拟方如下。

生地黄 20g，当归 15g，白芍 15g，丹参 15g，地骨皮 20g，怀牛膝 10g，白茅根 15g，藕节 12g。嘱其再进 7 剂后改服知柏地黄丸，每日早晚服 12g。

1 年后该患介绍一同窗好友来诊。高兴告知自上次服药后，一直未出现鼻衄现象，且无任何不适感。

按语：《傅青主女科》曰："经未行之前一二日，忽然腹痛而吐血……是肝气之逆。"此属肝经郁火，值经行之时，冲气挟肝火上逆，热伤阳络，血随气升，故而鼻衄，量较多而色红；因血走于上量多，故月经量少，甚至经闭不行。《经》云，"火犯阳经血上溢，热侵阴络下流红"，肝之经脉上达于巅顶，肝火上扰则头痛；肝热扰于胸膈，则心中烦热；肝肾同源，肝火灼阴，故全身酸软，腰痛；两胁为肝经所伤，肝气郁结，故两胁胀痛，少腹作胀。

治法先以平肝凉血，导热下行，而后再疏肝益肾，健脾运中，但因月经不至，又见鼻衄，故再以前法治之，兼调冲任，经 2 个月治疗，终至鼻衄未作，改用养阴清热之法，使其巩固。

案二 刘某，女，36 岁。1983 年 4 月 8 日初诊。

[病史] 4 天前突然鼻腔活动性出血，量多，在某医院就诊，经检查除鼻黏膜充血外，未发现明显器质性病变。用麻黄素纱条填塞以及口服止血药，暂时血止，但数小时后再度出血。今早出血较多，故来我处就诊。患者呈急性病容，面色稍赤，体健，口渴欲饮，心烦胸闷。鼻腔内有纱条填塞未见出血。脉弦滑而数，舌苔薄黄。既往健康，月经平素正常，每 28 ~ 30 天来潮一次。此次月经来潮之日已临，但经水过期不至。

[实验室检查] 血常规：血红蛋白 104g/L，血小板 240×10^9/L，出、凝血时间均正常。

[诊断] 经行吐衄。

[辨证分析] 素体阳盛，火热妄行，血不循经所致。

[治法] 清热泻火，凉血止血。

[方药] 生地黄 20g，玄参 15g，犀角（先煎）10g，麦冬 15g，栀子 15g，三七（先煎）5g，仙鹤草 15g，甘草 10g，黄芩 15g，紫草 10g。

服上方 2 剂后，鼻已不再出血，且于当晚月经来潮，量稍少，色黑，略有瘀块，伴腰酸，口苦。更以丹栀逍遥散加味数剂，药后经行通畅，后未见鼻衄。

按语：本例患者实属阳盛之体，心肝火炽，迫血妄行而致鼻衄量多，因初次逆经，病情较急，经西医处理后乃转中医治疗。韩老本着"急则治其标"的原则，以清热泻火，凉血止血为先，给予犀角地黄汤清营血余热。古代医籍《宁坤秘籍》记载有："经逆上行，经从口出，此因过食椒姜热毒之物，其血乱行急服犀角地黄汤数剂立效。"方中以生地黄、玄参、麦冬养阴清热凉血；犀角、栀子清心热，泻心火，凉血止血；甘草、黄芩、紫草、仙鹤草共同起到清热凉血止血之目的。热除血安之后，再予疏肝和胃之法治之，针对其月经先后无定期，鼻衄，胸胁胀，口苦脉弦等症状，改用丹栀逍遥散加减，该方既可疏肝和胃，又不乏清热凉血之功效，是妇科临床上一则好方。

第十节　经行便血、尿血

妇女每逢经期大便下血或小便尿血者，称之经行便血或尿血。经期便血、尿血的主要发病机制是热伏血分，损伤脉络。其病因多为平素性躁多怒，肝经郁热；或因偏嗜辛辣，胃肠积热，又逢经期气血充盛，热邪伤于肠道，损伤血络，迫血妄行而致经期便血者；或因心火内炽，热移小肠和膀胱，伤及阴络，而致经期尿血者；或因肝肾阴虚，相火妄动，灼伤下焦络脉而致经后尿血者。此症在临床所见，便血多属实热之为病；尿血有虚实之不同。

《妇人大全良方》云："妊妇劳伤经络，有热在内，热乘于血，血得热则流溢渗入于脬，故令尿血。"

治疗时属于实热者，宜用清热凉血止血；属于虚热者，宜用养阴清热凉血，切忌辛散耗阴损血之剂。

【辨证论治】

（一）肝胃郁热经行便血

[症状] 妇女每当经期大便下血，月经量少，色深红稠黏，口燥咽干，口渴饮冷，大便干燥，小便短赤，手足发热，面红唇焦。舌苔黄燥，脉象弦滑数。

[治法] 清热凉血止血。

[基础方药] 约营煎（《景岳全书》）。

生地15g，白芍15g，甘草10g，地榆20g，黄芩15g，槐花20g，炒荆芥穗10g，续断15g。热甚便秘者，加少量大黄以清热通秘；减乌梅酸敛滞血之弊。

（二）肝肾阴虚经后尿血

[症状] 经血适断，小便尿血，色淡，心悸失眠，口干不欲饮，面红颧赤，潮热盗汗，手足心热。脉弦细数。

[治法] 养阴清热止血。

[基础方药] 导赤散（《小儿药证直诀》）加减。

生地 15g，木通 10g，竹叶 15g，甘草 10g。加麦冬 10g，知母 15g，怀牛膝 15g，丹皮 15g 以滋阴凉血。

（三）心火内炽经行尿血

[症状] 经期尿血，色深红，头眩，心烦，口苦咽干，便秘，尿道热痛，发热，唇红面赤。舌苔黄燥，脉象弦滑数。

[治法] 清热凉血止血。

[基础方药] 八正散（《太平惠民和剂局方》）加减。

木通 10g，萹蓄 15g，瞿麦 15g，竹叶 15g，栀子 15g，滑石 15g，车前子 15g，灯心草 10g。加石韦 15g，怀牛膝 15g，丹皮 15g，茅根 20g 以凉血止血；便秘者，加生大黄 5g 以清热通秘。

[又方] 小蓟饮子（《重订严氏济生方》）。

小蓟 20g，炒蒲黄 15g，藕节 15g，滑石 15g，木通 10g，生地 15g，炒栀子 15g，竹叶 15g，当归 10g，甘草 10g。

第十一节　经行乳房胀痛

经行乳房胀痛是指每值经前或经期乳房作胀，甚至胀满疼痛，或乳头痒痛。

本病发生的主要病机为肝气郁结或痰湿阻滞，遇经前、经期冲脉气血充盛，郁滞更甚，令乳络不畅，不通则痛；或由经前及经期气血下注冲任血海，易使肝血不足，气偏有余，肝失条达或肝失所养而致，不荣则痛。因肝经循胁肋，过乳头，乳头乃足厥阴肝经支络所属，乳房为足阳明胃经经络循行之所。故有乳头属肝、乳房属胃所主之说。冲脉所司在肝而又隶于足阳明胃经，故冲脉与乳房、乳头相关，所以乳房胀痛每与月经周期相随，并伴月经失调。

秦天一云："今观叶先生案，奇经八脉，固属扼要。其次最重调肝，因女子以肝为先天，阴性凝结，易于拂郁，郁则气滞血亦滞，木病必妨土，故次重脾胃。"

治疗以行气豁痰，疏通乳络为大法。

【辨证论治】

(一) 肝郁气滞

[症状] 经前乳房胀痛或乳头痒痛，痛甚不可触衣，疼痛拒按，经行小腹胀痛，胸胁胀满，烦躁易怒，经行不畅，色暗红。舌红，苔薄，脉弦。

[治法] 疏肝理气，通络止痛。

[基础方药] 柴胡疏肝散（《景岳全书》）加减。

柴胡 15g，枳壳 15g，炙甘草 10g，白芍 15g，川芎 15g，香附 15g，陈皮 15g。加王不留行 15g，川楝子 15g 以通络行滞。

[又方] 调肝理气汤（韩老临床经验方）加减。

当归 20g，白芍 20g，柴胡 15g，茯苓 15g，白术 15g，牡丹皮 20g，香附 15g，瓜蒌 15g，怀牛膝 15g，川楝子 15g，王不留行 15g，通草 10g，甘草 10g。加皂角刺 10g，穿山甲 10g 以通络止痛。

(二) 痰湿阻滞

[症状] 经前或经期乳房胀痛或乳头痒痛，痛甚不可触衣，胸闷痰多，食少纳呆，平素带下量多，色白稠黏，月经量少，色淡。舌淡胖，苔白腻，脉缓滑。

[治法] 健脾祛痰，活血止痛。

[基础方药] 四物合二陈汤（《陈素庵妇科补解》）加减。

当归 20g，赤芍 15g，川芎 15g，生地 20g，陈皮 15g，半夏 15g，茯苓 15g，海藻 15g，红花 15g，香附 15g，牡丹皮 20g。

【临证验案】

案一 孙某，女，29 岁，已婚。1976 年初诊。

[病史] 婚后 1 年之久，常感胸闷不舒，时而长叹，月经周期推迟 1 周左右，经色暗红，少许血块，经行之际小腹胀痛，经前 10 余天即出现乳房胀痛，乳头肿大，不可近手。曾去西医院诊治确诊为"双乳腺小叶增生"。治疗月余，效果不显。故来求治，查舌质干红，面红赤，脉弦而有力。问其情志

如何，曰性情抑郁，不愿与他人交流。

[诊断] 经行乳房胀痛。

[辨证分析] 肝气郁结，乳络不畅所致。

[治法] 疏肝理气，活血通络。

[方药] 当归20g，白芍20g，枳壳15g，川楝子10g，王不留行15g，通草10g，穿山甲15g，皂角刺5g，丹皮20g，瓜蒌15g，延胡索15g，生甘草5g。7剂，水煎服。

二诊：自觉胸闷不舒、善太息减轻，乳胀痛有所缓解，舌红苔薄，脉弦。拟方如下。

当归20g，白芍20g，枳壳15g，川楝子10g，王不留行15g，通草10g，穿山甲15g，皂角刺5g，生地黄20g，丹皮20g，延胡索15g，香附15g，生甘草5g。再进7剂。

三诊：服药期间月经来潮，无明显的乳房、乳头及小腹胀痛感，胸闷不舒、善太息消失，月经周期推迟2天，经色红，少许血条，自感精神状态和心情比以前改善。为巩固疗效，嘱其再服舒肝丸和逍遥丸，早晚各一次，每次各一丸；同时注意调节情怀，做到遇事不怒，方可无虑。

按语: 古人云："气为百病之长，气行则血行，气滞则血凝"。经行乳胀其因多由肝气郁滞，气血凝结，脉络不畅，日久成瘀，郁而化火而生。一般多伴随月经周期发作，每值经前或遇情志刺激而加重。

治疗经行乳胀，当以疏肝理气、通络止痛为核心大法，用"百灵调肝汤"一方。遵气为血之帅，气行则血行的原理，使体内气血通调，循环不已，病则自愈。此外，治疗本病也可以结合外治法，于痛处敷贴膏药，疗效亦可。对于可疑恶性或家族史患者，嘱患者定期自检或乳腺超声、钼靶摄片检查，做到早期诊断，积极治疗。

案二 刘某，女，41岁，家住伊春市。1988年5月初诊。

[病史] 18年前分娩之后患急性乳腺炎，停止哺乳，在当地医院治疗，症状基本消除。此后值经期或遇情绪变化即出现乳房胀痛，几经治疗，一直未能根除，且病症逐渐加重，2年前发现右侧乳房有一红枣大肿块，触痛。该患者平素性情急躁，无故多怒，头痛目眩，两目红赤，口苦咽干，难以入眠，每于行经前后症状加重，大便干燥3~5天一解，舌暗红，苔黄而干，脉弦滑而数。

[辅助检查] 影像学显示：双乳小叶增生，右乳伴瘤化。

[诊断] 经行乳胀，乳癖。

[辨证分析] 素性抑郁，肝郁气滞，乳络阻滞，瘀而化热所致。

[治法] 疏肝泻火，软坚散结。

[方药] 三棱 10g，莪术 10g，枳实 10g，浙贝母 20g，橘核 15g，夏枯草 20g，丹皮 25g，生地黄 20g，龙胆草 15g，生龙骨 30g，生牡蛎 30g，大黄（后下）3g。7 剂，水煎服。

二诊：服药后大便干燥明显缓解，口苦咽干，两目红赤，乳房胀痛减轻，唯头痛无改善，舌质同前，苔薄黄，脉弦滑。再以上法加减。

三棱 10g，莪术 10g，枳实 10g，浙贝母 20g，橘核 15g，夏枯草 20g，丹皮 25g，生地黄 20g，川芎 10g，生龙骨 30g，生牡蛎 30g，大黄（后下）3g。又进 7 剂。

三诊：热症已除，大便通调，乳胀、头痛不显，乳内包块明显缩小。舌质红，苔薄，脉弦略滑。知其标实已衰大半，当予以养血柔肝之剂。拟方如下。

生地黄 20g，当归 20g，白芍 20g，川芎 10g，枳实 10g，浙贝母 20g，橘核 15g，夏枯草 20g，穿山甲 15g，生龙骨 30g，生牡蛎 30g，通草 10g，皂角刺 10g，甘草 5g。

共服 28 剂汤药，诸症悉除，经水如期而至无所苦。乳腺影像学复查，右乳瘤化现象消失。告诫控制情绪，忌食辛辣助热之品。继续服用逍遥丸数日以资巩固疗效。

按语： 乳癖是一种乳腺组织的良性增生性疾病，既非肿瘤，也非炎症；西医常称为乳腺增生病，多因卵巢功能失调，黄体激素分泌减少，雌激素相对增高，或催乳素增高所致。经前乳胀与乳癖不可截然分开。其发病诱因相似，然用药各有侧重。顾世澄言"乳癖，……多由思虑伤脾，恼怒伤肝，郁结而成也"。案一主要以疏肝理气，活血通络为主；案二则治以疏肝泻火，软坚散结。方中三棱、莪术，一为血中气药，一为气中血药，二者相伍，具有行气破气活血散瘀之功；浙贝母、橘核、生龙骨、生牡蛎，软坚散结；穿山甲、王不留行、通草，活血散结，通经下乳，消痈溃坚；枳实、川楝子、夏枯草，疏厥阴之滞而清热行气止痛；生地黄、白芍、当归、川芎，补血养血柔肝，意在攻伐不可过猛，要兼顾正气，以免一病未除又生他疾。

第十二节 经行发热

每值经期或行经前后，出现以发热为主的病症，称为经行发热。其主要病机为气血营卫失调，值经期或行经前后的生理改变而发。经期发热原因甚多，有因风寒、风热、阴血虚、阳气虚，亦有因血瘀、食滞、便燥、宿水者。

《医宗金鉴·妇科心法要诀》云："经行发热，时热潮热之病，若在经前则为血热之热，经后则为血虚之热。发热时热，多是外感，须察客邪之热；午后潮热，多属里热，当审阴虚之热也。"《陈素庵妇科补解·调经门》云："经正行，忽然口燥咽干，手足壮热，此客邪乘虚所伤，……若潮热有时，或漐然汗出，四肢倦怠，属内伤，为虚证。"

治疗以调气血、和营卫为主。临床需审因辨证，选方用药，方为妥善。

【辨证论治】

（一）伤寒

[症状] 经行发热，恶寒，无汗，头身疼痛，咳嗽鼻塞，时流清涕，面色青白。舌苔薄白，脉象浮紧。

[治法] 温经散寒解表。

[基础方药] 杏苏四物汤（韩老临床经验方）。

当归15g，川芎10g，生地15g，白芍15g，杏仁15g，苏叶10g，姜枣为引。

（二）中风

[症状] 经行发热，恶风，自汗，头项疼痛，鼻鸣干呕，面色淡红。舌苔薄白黄，脉浮数。

[治法] 清热解表。

[基础方药] 荆防四物汤（韩老临床经验方）。

当归10g，川芎10g，生地15g，白芍15g，荆芥10g，防风10g。

（三）阴血不足

[症状] 经行发热，盗汗，午后尤甚，头眩心悸，眼角干涩，皮肤不润，

手足心热，面红颧赤，口干不欲饮。舌干红无苔，脉细数。

[治法] 滋阴补血清热。

[基础方药] 六味地黄丸（《小儿药证直诀》）加减。

熟地 15g，山药 15g，山茱萸 15g，丹皮 15g，泽泻 10g，茯苓 15g。加当归 10g，白芍 15g，盐黄柏 10g 以增强补血敛阴清热之力。

[又方] 清热养阴汤（韩老临床经验方）加减。

生地黄 20g，地骨皮 15g，知母 15g，麦冬 15g，白芍 20g，阿胶（烊化）10g，续断 15g，桑寄生 15g。加密蒙花 15g，五味子 10g，栝楼根 15g。

（四）阳气不足

[症状] 经行发热，汗出，面浮红，口不渴，小便清长，大便溏薄。舌淡润，苔白滑，脉浮大无力。

[治法] 益气补阳，引火归原。

[基础方药] 八味肾气丸（《金匮要略》）。

熟地 15g，山药 15g，山茱萸 15g，泽泻 10g，茯苓 15g，丹皮 15g，肉桂 10g，附子 10g。

[又方] 人参养荣汤（《太平惠民和剂局方》）。

人参 15g，黄芪 15g，当归 15g，白芍 15g，熟地 15g，肉桂心 10g，陈皮 15g，白术 15g，茯苓 15g，五味子 10g，远志 15g，甘草 10g，姜枣为引。

[三方] 补阳益气汤（韩老临床经验方）加减。

黄芪 30g，地黄 15g，山药 15g，白术 15g，巴戟天 10g，菟丝子 15g，制附子 10g，肉桂 10g。

（五）食滞

[症状] 经行发热，自汗，口干喜饮，胸脘烦闷，嗳腐吞酸，呃逆，面黄肌瘦，便臭。舌苔滑腻，脉弦滑。

[治法] 健脾和胃，清热消导。

[基础方药] 香砂六君子汤（《古今名医方论》）加减。

木香 5g，砂仁 10g，党参 15g，茯苓 15g，白术 15g，陈皮 15g，清半夏 10g，甘草 5g。加少量大黄以清肠之郁滞，热邪随之而出。

(六) 血瘀

[症状] 经行发热，头眩心烦，狂躁不安，失眠，夜则多梦，月经涩少，色深红，腹痛拒按，面赤，口苦咽干，喜冷饮。舌苔黄燥，脉象弦滑或涩。

[治法] 清热活血化瘀。

[基础方药] 血府逐瘀汤（《医林改错》）。

当归15g，生地15g，桃仁15g，红花15g，枳壳15g，赤芍15g，柴胡10g，川芎10g，桔梗10g，怀牛膝15g，生甘草10g。

[又方] 清热活血汤（韩老临床经验方）。

生地黄15g，丹皮15g，赤芍15g，桃仁10g，红花15g，丹参15g，怀牛膝15g，五灵脂10g，通草10g，生甘草5g。

(七) 大便燥实

[症状] 经行发热，蒸汗，腹痛便秘，月经量多有块，色深红，口渴饮冷，面赤，舌苔黄，小便短赤，大便燥结，脉洪大有力。

[治法] 清热通秘。

[基础方药] 玉烛散（《医宗金鉴》）。

当归15g，生地15g，川芎10g，白芍15g，大黄5g，芒硝10g，甘草5g。

(八) 蓄水证

[症状] 经行发热，心烦，口渴，小便不利，腹胀，月经量少，色清稀，面色苍白。舌质淡润，脉象弦缓。

[治法] 行水利尿。

[基础方药] 五苓散（《金匮要略》）加减。

桂枝10g，茯苓15g，泽泻10g，白术15g，猪苓10g。加车前子15g，滑石15g以助利尿。

【临证验案】

孙某，女，21岁，未婚。1976年4月19日初诊。

[病史] 经行发热4年余。患者自幼体弱多病。17岁月经初潮，每于行

经之时即见发热，体温 37．5℃左右，月经量少，色深红，有少许血块，伴有口鼻干燥，恶心呕吐，经净即止。平素烦躁易怒，胸胁胀满，面红目赤。舌红，苔黄，微腻，脉弦细稍数。末次月经 4 月 12 日。

[诊断] 经行发热。

[辨证分析] 证属阴血不足，肝气过旺，郁而化热所致。

[治法] 养阴清热，疏肝解郁。

[方药] 生地 15g，白芍 20g，当归 15g，牡丹皮 15g，沙参 15g，芦根 15g，柴胡 10g，香附 15g，生甘草 5g。7 剂，每日 1 剂，水煎，早晚温服。

4 月 27 日二诊：患者烦躁易怒，胸胁胀满，面红目赤均明显改善。舌质略红，苔微黄，脉弦细。

熟地 15g，生地 15g，白芍 20g，当归 15g，牡丹皮 15g，沙参 15g，芦根 15g，茯苓 15g，香附 15g，生甘草 5g。7 剂，每日 1 剂，水煎，早晚温服。

5 月 16 日三诊：患者 5 月 13 日经水来潮，未出现明显发热及恶心呕吐，但经色深红，仍夹有少量血块，脉弦滑。知其阴血得复，气机得疏，告知停服汤剂，改服中成药知柏地黄丸合逍遥丸巩固至下次月经。

后随访，未再出现经行发热，病证痊愈。

按语： 患者素体虚弱，精血不足，肝气怫郁，经期之际，经血下注冲任，肝血愈虚，肝气愈郁，气机不利，失于条达，故见胸满胁胀，烦躁易怒；肝郁化热，火热上炎，故面红目赤；火热消烁津液，则口鼻干燥，月经量少，色深红；木郁克伐脾土，脾胃升降失常，则呕吐。医者常以苦寒之品治之，岂不知阴精不足，阴不敛阳，阳气浮越之故，苦寒之药，加重损伤阴血，故久治不愈也。然而必以养阴清热，疏肝解郁治之，此乃"壮水之主，以制阳光"之意。方中当归、白芍滋阴养血；生地、丹皮清热凉血；沙参、芦根清热生津，除烦止呕。柴胡、香附疏肝解郁，茯苓、生甘草培脾和中，调和诸药。病证相符，数剂而收全功。

第十三节　经行头痛

经行头痛是指每值经期或经行前后，出现以头痛为主的病证。其主要发病机制是气血、阴精不足，经行之后，气血阴精更亏，清窍失养致痛；或由痰瘀之邪，值经期随冲气上逆，邪气上扰清窍致痛。

经行头痛的辨证要点，一般痛在经前或经期，且多为胀痛刺痛者，多属实；痛在经后或月经将净时，呈头晕隐痛者，多属虚。根据头痛的部位，痛在前额属阳明，痛在后头属太阳，痛在两侧属少阳，痛在巅顶属厥阴。

治疗以调理气血为大法，实证者行气活血以止痛，虚证者补气养血以止痛。

本病虽然在临床较为常见，但历代医家对此病论述较少，仅《张氏医通》有"经行辄头痛"的记载。本病与肝有密切的关系，《难经》有云："人头者，诸阳之会也。"头为诸阳之会，五脏六腑之气皆上荣于头，足厥阴肝经会于巅，肝为藏血之脏，经行时精血下注冲任而为月经，阴血相对不足，血不上荣于脑，脑失所养，遂致头痛。故在治疗上应注重以调肝为主，使气顺血和，清窍得养，则头痛自止。

【辨证论治】

（一）气血虚弱

[症状] 经期或经后头痛，心悸气短，神疲体倦，月经量少，色淡质稀，面色苍白。舌淡，苔薄，脉细弱。

[治法] 益气养血，活络止痛。

[基础方药] 八珍汤（《正体类要》）加减。

人参15g，白术15g，茯苓15g，炙甘草10g，熟地15g，白芍15g，当归15g，川芎15g。加蔓荆子15g，鸡血藤15g以养血止痛。

[又方] 益气养血汤（韩老临床经验方）。

人参10g，黄芪20g，熟地黄15g，白芍20g，当归15g，白术15g，茯苓15g，五味子15g，远志10g，甘草5g，川芎10g。

（二）阴虚阳亢

[症状] 经期或经后头痛，或巅顶痛，头晕目眩，口苦咽干，烦躁易怒，腰酸腿软，手足心热，经量少，色鲜红。舌红，苔少，脉细数。

[治法] 滋阴潜阳，疏风止痛。

[基础方药] 杞菊地黄丸（《麻疹全书》）加减。

熟地黄15g，山茱萸20g，山药15g，泽泻15g，茯苓15g，丹皮15g，枸杞子15g，菊花15g。加钩藤15g，石决明15g以滋阴潜阳止痛。

（三）瘀血阻滞

[症状] 经前或经期头痛，小腹疼痛拒按，胸闷不舒，经色紫暗有块。舌紫暗，边尖有瘀点，脉沉弦或涩而有力。

[治法] 活血化瘀，通窍止痛。

[基础方药] 通窍活血汤（《医林改错》）。

赤芍15g，川芎20g，桃仁15g，红花15g，老葱15g，红枣、黄酒为引。

[又方] 加味当归泽兰汤（韩老临床经验方）加减。

当归15g，泽兰20g，川牛膝15g，红花15g，桃仁15g，延胡索20g，独活15g，熟地15g，桑寄生15g，防风15g。加川芎15g，藁本15g，白芷10g以增强活血化瘀，通络止痛之力。

（四）痰湿中阻

[症状] 经前或经期头痛，头晕目眩，形体肥胖，胸闷泛恶，平日带多稠黏，月经量少色淡，面色㿠白。舌淡胖，苔白腻，脉滑。

[治法] 燥湿化痰，通络止痛。

[基础方药] 半夏白术天麻汤（《医学心悟》）加减。

半夏15g，白术15g，天麻15g，茯苓20g，橘红15g，甘草10g，蔓荆子15g，枣汤为引。加葛根15g，丹参15g以增强通络止痛之效。

【临证验案】

案一 王某，女，35岁。1988年8月5日初诊。

[病史] 3年来，每次经前7天即出现头痛，痛在巅顶，且逐步加重，经潮则头痛渐减，至经净痛止。时常伴胸胁胀闷，乳房胀痛，口干欲呕，心烦易怒，失眠多梦等症。平素月经先后无定期，量不多，色紫暗有块。舌质红，苔薄黄，脉弦而有力。

[诊断] 经行头痛。

[辨证分析] 肝郁气滞，络脉不畅所致。

[治法] 疏肝解郁，通络止痛。

[方药] 当归 20g，白芍 15g，枳壳 15g，青皮 10g，川楝子 10g，丹参 25g，栀子 15g，川芎 15g，藁本 10g，竹茹 15g。3 剂，水煎服，每日 1 剂。

二诊：月经来潮第一天，头痛、胸胁胀闷、乳房胀痛等症状较服药前明显减轻，但经色紫暗，夹有血块，小腹疼痛，脉象同前。观其症状已知气滞得疏；现经色紫暗，有血块，小腹疼痛乃为血瘀之证，故宜补血活血为主，佐以疏肝理气。拟方如下。

熟地黄 15g，当归 20g，白芍 15g，川芎 10g，丹参 15g，香附 15g，泽兰 10g，益母草 10g。

三诊：连服上方 4 剂后，经净，头痛已止。嘱其下次按上法调治，连服 3 个月经周期，诸症自愈。后随访 2 年，未见复发。

按语：本病属肝气郁滞，经脉瘀滞所致。因素性抑郁，肝气郁结，经行阴血下注冲任，肝气偏旺，足厥阴肝经与督脉上会于巅，肝气随冲气上逆而致巅顶疼痛。肝之经脉布胁肋，通乳。肝气郁结，经脉失于条达，则胸胁胀闷，乳房胀痛；气郁日久，必致血瘀，故见经色紫暗有块，小腹疼痛，舌边瘀斑。故治疗上总以调气血，疏壅滞为主，使气血和顺，清窍得养，则痛自止。方中柴胡、郁金、青皮、川楝子、香附疏肝理气解郁；当归、赤芍、丹参、川芎、泽兰、益母草活血化瘀通络；栀子泻三焦之火而利心肠，导郁火下行从小便而解；甘草调和诸药，合而用之，使肝郁得达，气机通畅，血行流利，故头痛、胸胁胀闷等症得以消除。且头为诸阳之会，用药宜以轻清上行之品为主，不可过用重镇潜藏之剂而重伤阳气。

案二 杨某，女，34 岁，已婚，中学教师。1991 年初诊。

[病史] 每于行经之前即感头昏、头痛、耳鸣加重，两目发胀，烦躁易怒，口苦咽干，经量少，色暗红，有血块，伴小腹胀痛。平素腰腿酸痛，不能久立，舌质红，苔薄黄，脉弦而有力。问其患病缘由及孕产史，患者言明，24 岁结婚，婚后 2 个月怀孕，因教毕业班，工作不允，行人流术，术后调养不当，继而出现腰痛，两腿无力，次年再次怀孕，于妊娠 3 个月时，见阴道出血，小腹疼痛，到医院就诊，超声未发现胎芽及原始心血管搏动，胎囊变形，提示死胎。无奈再行流产术。此后便腰腿痛明显加重，走路时间稍长足跟疼痛，关节疼痛。医者按风邪治疗 1 个月，病势加重，稍有情志不遂，便头痛不已，两手紧握，牙关紧闭。

[诊断] 经行头痛。

[辨证分析] 肾虚肝郁，肝阳上亢所致。

[治法] 平肝潜阳，养血益肾，息风止痛。

[方药] 熟地黄20g，山茱萸20g，山药15g，怀牛膝15g，续断20g，桑寄生20g，海螵蛸20g，牡蛎20g，杜仲20g，白芍20g，龟甲15g，天麻15g，生甘草5g。7剂，水煎服，每日1剂。

二诊：服药后，感腰腿酸痛明显减轻。此时距月经来潮还有10日余。拟方如下。

熟地黄20g，山茱萸20g，山药15g，怀牛膝15g，续断20g，桑寄生20g，海螵蛸20g，牡蛎20g，杜仲20g，白芍20g，龟甲15g，川楝子15g，菊花15g，川芎15g，生甘草5g。10剂，水煎服，每日1剂。

三诊：月经来潮后头昏耳鸣较前减轻。现经期已过，再按首诊方药服10剂。以此法调理3个月，患者诸症基本消失，嘱其继服育阴灵丸（临床经验方，院内制剂）1个月以善其后。

按语：该患由于屡次行人流术，且术后养生不慎，导致肾气大伤，母病及子，肝血亦虚，精血亏损，阴不敛阳，肝阳上扰清窍，经行前后，气血变化急骤，阴血下注冲任，肝血益虚，故每于经行前后发病。治疗上总以调养气血，疏通壅滞，使气血充盈和顺，清窍得养，则痛自止。治疗上平时以补肾填精、养血柔肝疏肝为主。消除病因以治其本，经前加平肝潜阳之品针对主症以治其标，方获得良效。

第十四节　经行泄泻

妇女每当经行大便泄泻，经断后即止，为经行泄泻，也有持续数年者，不经治疗很难自愈。

经行泄泻的主要发病机制是脾肾阳气不足，运化失司，值经期血气下注冲任，脾肾愈虚而发生泄泻。多因平素脾胃虚弱，运化失常，清浊不分，水湿内蓄，经期脾气愈虚而致泄泻；或肾阳亏虚，命火不足，不能温煦脾胃，脾虚不运，湿浊不化，经期肾气更虚而致腹泻。

《陈素庵妇科补解·调经门》曰："经正行忽病泄泻，乃脾虚，亦有外感风冷、内伤饮食而致脾气不实者。虚者补之，风冷所感则温之，饮食所伤则消之。"汪石山云："经行泄泻，属虚多湿，宜参苓白术散。"王孟英云："亦有肝木侮土者。"

治疗时属于脾虚湿盛者，宜健脾益气渗湿，兼以疏肝益肾；属于命火不足，脾失温煦者，宜补肾阳，兼以健脾渗湿。

【辨证论治】

(一) 脾虚湿盛

[症状] 经期腹泻肠鸣，完谷不化，饮食减少，体倦，肌肉消瘦，眼睑及四肢轻度浮肿，月经量少，色淡，白带绵绵，腹痛，面色萎黄。舌质淡润，脉虚缓。

[治法] 健脾益气渗湿。

[基础方药] 参苓白术散（《太平惠民和剂局方》）加减。

人参 15g，白术 15g，茯苓 15g，扁豆 15g，山药 15g，砂仁 10g，甘草 10g，莲子肉 15g，陈皮 15g，薏苡仁 15g，桔梗 10g。加白芍 20g 以敛阴平肝。

(二) 脾阳亏虚

[症状] 经期泻如鸭溏，肠鸣冷痛，喜温喜按，四肢厥冷，经色清稀如水，面色青白。舌淡苔白，脉沉迟无力。

[治法] 补阳温中益气。

[基础方药] 理中汤（《伤寒论》）加减。

人参 15g，白术 15g，甘草 10g，干姜 5g。加附子 10g，桂枝 10g 以温中散寒。

(三) 肝经湿热

[症状] 经期泻如黄糜，腹痛，尿赤，肛门灼热，经色深红，量多，心烦易怒，胸胁胀满，口苦咽干，面红。舌苔黄燥，脉象弦滑而数。

[治法] 调肝清热止泻。

[基础方药] 龙胆泻肝汤（《医宗金鉴》）加减。

龙胆草 15g，黄芩 15g，栀子 15g，泽泻 10g，木通 10g，车前子 15g，当归 10g，柴胡 10g，生地 15g，甘草 10g。加白芍 20g 以敛肝而止腹痛。

（四）肾阳亏虚

[症状] 妇女经期泻下溏薄，晨起尤甚，小便不利，月经量少，色清稀，腹痛喜按，腰酸腿软，尿频，四肢不温，面色晦暗。舌质淡润，苔薄白，脉象沉弱。

[治法] 温肾扶阳，健脾止泻。

[基础方药] 八味肾气丸（《金匮要略》）加减。

熟地15g，山药15g，山茱萸15g，泽泻10g，茯苓15g，丹皮15g，肉桂10g，附子10g。加芡实15g，白术15g以健脾渗湿。

[又方] 四神丸（《证治准绳》）加减。

补骨脂20g，五味子10g，肉豆蔻15g，吴茱萸15g，姜枣为引。加芡实15g，山药15g以益阳渗湿兼补脾肾。

【临证验案】

张某，女，38岁，已婚。1987年7月4日初诊。

[病史] 经行腹泻2年，经净自止，日5~6次，晨起尤甚。伴有腰酸腿软，头晕耳鸣，畏寒肢冷。月经量少，色淡。平素带下量多，质稀。15岁月经初潮，周期规律，量中等，色鲜红。近2年月经先期。面色无华，舌质淡润，苔薄白，脉沉迟无力。孕2产2。

[诊断] 经行泄泻。

[辨证分析] 肾阳不足，水湿不运所致。

[治法] 温肾扶阳，健脾止泻。

[方药] 党参20g，薏苡仁20g，肉豆蔻15g，山药15g，白术20g，茯苓20g，泽泻10g，巴戟天15g，菟丝子20g，肉桂10g，附子5g，鹿角胶（烊化）15g，补骨脂15g，陈皮15g，甘草5g。5剂，每日1剂，水煎2次，早晚分服。

二诊：复诊时患者面色好转，食欲有所增进，大便虽溏，次数减少，继以上方加芡实15g，以益阳渗湿止带，兼补脾胃。再诊时大便基本成形，日夜1~2次，带下量明显减少。

按语：本案证属经行泄泻，根据其畏寒肢冷，腰酸腿软，腹泻晨起尤甚的临床表现，应属肾阳不足。肾虚命火不足，血失温化，故月经量少，色淡。阳气不布，不能上荣于面，通达四肢，故面色无华，畏寒肢冷。治疗当温补肾阳，渗湿止泻，方用渗湿汤加减。

经行泄泻虽然是湿邪为患，但其本为脏腑功能失常所致。与水湿密切相关的脏腑首为脾、肾二脏，故本病责之于脾肾阳虚。因肾阳不足，命火虚衰，脾土失于温煦，脾失健运，水湿内停，下注大肠则生泄泻。尤其注意的是，本病与内科病的腹泻不同，它与月经周期密切相关。所以在治疗中需要兼顾月经情况，在月经来潮前5~7天开始服药，月经来潮后停用；月经干净后注重补益脾肾。如此调治2~3个月经周期，将会收到良好的效果。

第十五节　经断前后诸证

妇女七七之年天癸将竭月经将断之时，出现烘热面赤，进而汗出，精神倦怠，烦躁易怒，头晕目眩，耳鸣心悸，失眠健忘，腰背酸痛，手足心热等症状者，为经断前后诸证。但由于体质强弱的不同，有的提前月经早断，有的退后月经晚断。在月经将断而未断之际，往往出现月经先后无定期，血量多少不一，如无其他所苦者，为生理之常候也，无需药物治疗。

经断前后诸证的主要发病机制是脏腑功能减弱，气血亏虚，冲任失调。其病因是由于女子七七之年，肾气渐衰，天癸将竭，肝失濡养，肝阳偏盛，疏泄过度，或劳思过度，损伤心脾而致心气虚涣，脾气不摄，因而出现一系列脏腑功能失调的证候。

《医方集解·补养之剂》指出："人之精与志皆藏于肾，肾精不足则志气衰，不能上通于心故迷惑善忘也。"《傅青主女科》云："夫经水出诸肾，而肝为肾之子，肝郁则肾亦郁矣，肾郁而气必不宣，前后之或断或续，正肾之或通或闭耳"，又云"日食母气以舒，一日无津液之养，则肝气迫索，而肾水又不能应，则肝益急，肝急则火动而逆也"。

治疗以调治肝肾阴阳为大法，若涉及他脏者，则兼而治之。

【辨证论治】

(一) 肝肾阴虚

[症状] 头眩, 目花, 心烦易怒, 情志反常, 月经乍多乍少, 持续不断, 血色淡红, 耳鸣, 潮热盗汗, 手足心热, 口干不欲饮, 面红颧赤。舌干红无苔, 脉象弦细数。

[治法] 滋阴养肝。

[基础方药] 六味地黄丸 (《小儿药证直诀》) 加减。

熟地 15g, 山药 15g, 山茱萸 15g, 丹皮 15g, 泽泻 10g, 茯苓 15g。加白芍 20g, 牡蛎 20g, 龙齿 20g, 龟甲 20g, 石决明 20g, 炒蒺藜 15g 以滋阴潜阳。

[又方] 补肾地黄汤 (《陈素庵妇科补解》)。

熟地 15g, 知母 15g, 盐黄柏 10g, 泽泻 10g, 山药 15g, 远志 15g, 茯苓 15g, 丹皮 15g, 酸枣仁 15g, 玄参 15g, 麦冬 15g, 竹叶 15g, 龟甲 20g, 桑螵蛸 15g, 山茱萸 15g。

(二) 心阴血虚

[症状] 心悸气怯, 失眠健忘, 语言无力, 多梦善惊, 面红舌赤, 口干不欲饮, 脉象细弱。

[治法] 养心扶脾安神。

[基础方药] 天王补心丹 (《世医得效方》)。

生地 15g, 玄参 15g, 人参 10g, 丹皮 15g, 茯神 15g, 桔梗 15g, 远志 15g, 酸枣仁 15g, 柏仁 15g, 天冬 15g, 麦冬 15g, 当归 15g, 五味子 15g。为细面, 加蜜制成 10g 丸, 朱砂为衣, 每日早、午、晚空心各服一丸。

(三) 心脾阳虚

[症状] 心悸气短, 头眩健忘, 语言无力, 饮食减少, 肌肉消瘦, 面浮肢肿, 体倦便溏, 四肢不温, 面色淡白。唇舌淡润, 脉象虚缓。

[治法] 养心扶脾益气。

[基础方药] 归脾汤 (《重订严氏济生方》)。

人参 15g, 黄芪 15g, 白术 15g, 当归 15g, 茯神 15g, 远志 15g, 龙眼肉

15g，酸枣仁15g，木香5g，甘草10g。经血过多者，加炒地榆50g；失眠者，加龙骨20g，牡蛎20g以安神镇静。

【临证验案】

案一 李某，女，47岁，干部。1979年10月3日初诊。

[病史] 2年来月经常先期而至，血压偏高，时感头晕目眩，颈面烘热，胸闷气短，烦躁易怒，不能自制，口苦咽干，脘痞纳呆，倦怠乏力，溲黄便秘。西医诊为"围绝经期综合征"，经用激素治疗效果不佳。时值经期，量多色鲜红；舌质淡红略胖，苔薄黄少津，脉沉细而弦。

[诊断] 经断前后诸证。

[辨证分析] 肝肾阴虚，木郁化火，脾胃失和所致。

[治法] 滋阴泻火，平肝和胃。

[方药] 钩藤15g，白蒺藜15g，焦栀子15g，龙胆草10g，玄参15g，麦冬15g，石菖蒲15g，厚朴10g，焦三仙各10g，茯苓15g，首乌15g，丹参15g，甘草5g。5剂，水煎服，每日1剂，早晚分服。

10月9日二诊：服药后，烦躁潮热发作减少，睡眠略有改善，月经已止，行经6天。现仍纳少，食后泛恶，左侧胸胁痛楚；舌渐润，脉象同前。拟方如下。

钩藤15g，白蒺藜15g，焦栀子15g，龙胆草10g，麦冬15g，石菖蒲15g，厚朴10g，焦三仙各10g，茯苓15g，首乌15g，半夏10g，竹茹15g，姜黄10g，甘草5g。4剂，水煎服，每日1剂，早晚分服。

10月30日三诊：烦躁潮热已多日未发作，睡眠尚可，纳食渐增；昨日月经来潮，头晕目眩，肢面浮肿，腹部胀痛；舌淡红，苔薄白，脉沉细弦。治以养血调经，拟方如下。

当归15g，鸡血藤15g，川芎10g，赤芍15g，川楝子10g，延胡索10g，香附15g，台乌药10g，半夏10g，砂仁10g，夜交藤20g，女贞子15g，甘草5g。4剂，服法同前。

11月3日四诊：月经已止，头晕已除，烦躁潮热未发，唯肿势未消，略有便秘，拟以补益肝肾，健脾渗湿为法。拟方如下。

女贞子10g，墨旱莲10g，枸杞子9g，茯苓12g，白术9g，半夏9g，陈皮

15g，厚朴 10g，汉防己 15g，神曲 15g，刘寄奴 15g。7 剂，隔每日 1 剂，水煎服。

上方加减共服 20 剂，浮肿尽消，诸症悉减。予二至丸，嘱每日睡前服 20 粒。

按语：该患症见头晕目眩，烦躁易怒，时发潮热，便秘尿黄，乃因肝肾阴虚，肝火上炎，肝阳亢盛所致，故以玄参、麦冬、龙胆草、栀子、钩藤、蒺藜等滋阴泻火，平肝潜阳；肝失濡养则疏泄无权，横逆犯胃，故见脘痞纳差，食后泛恶，以半夏、竹茹、厚朴、焦三仙等理气宽中，和胃降逆；阴血不能上奉，上焦气化失常，故见胸闷，心脉失养，则寐少梦多，以夜交藤、合欢花等安神益智，茯苓交通心肾，石菖蒲、姜黄舒脉通络定痛，而诸症悉除。

案二 江某，女，48 岁，干部。1980 年 5 月 31 日初诊。

[病史] 3 年前经期紊乱，时有三五月一至，经来如注，色红有块。血压不稳，时而偏高，胸闷，平素头晕少寐，多梦，心悸，下肢微肿，不思饮食，脘痞不舒，大便或溏或软，小溲偶有不畅。脉沉细，舌尖红，舌苔薄腻。心电图正常。

[诊断] 经断前后诸证。

[辨证分析] 脾虚统摄失权，心失所养所致。

[治法] 补脾益气，养心安神。

[方药] 茯苓 15g，白术 15g，佩兰 10g，陈皮 10g，鸡血藤 10g，首乌 10g，合欢花 10g，丹参 15g，姜黄 10g，艾叶 10g，冬葵子 10g。6 剂，水煎服，每日 1 剂，早晚分服。

二诊：头晕已减，血压 140/80mmHg，寐和纳增，胸闷亦减轻，小便畅下，肢肿已消；舌质略红，脉沉弦。已获效机，再步前位。

丹参 20g，姜黄 10g，赤芍 10g，女贞子 10g，墨旱莲 10g，茯苓 15g，夜交藤 15g，合欢花 10g，陈皮 10g，川芎 10g，神曲 10g。6 剂，煎服法同上。

三诊：头晕未作，血压稳定，余症均有减轻；舌苔薄白，脉弦缓。治以和胃调中，通脉养心，滋补肝肾法。拟方如下。

夜交藤 15g，合欢花 10g，石菖蒲 10g，丹参 10g，姜黄 10g，川芎 10g，延胡索 10g，枳壳、神曲各 15g，女贞子 10g，墨旱莲 10g。6 剂。

服上药后，夜寐得酣，胸闷亦无，知饥能纳，二便如常，腰酸偶有，血压稳定。后改用二至丸15粒，日2次口服，以资巩固。

按语：本案经期紊乱，量多有块，乃心脾两虚，冲任失固所致。心血不足，则神不内敛，故见心悸，少寐；脾不健运，水湿下注，见纳少，腹胀，便溏溲短，下肢浮肿；脾虚精血化源不足，肝肾失养，遂见头晕目眩，腰背酸软。治用茯苓、白术、佩兰、陈皮等芳香行气，健脾和中；用鸡血藤、首乌藤、合欢花等养心安神兼能疏郁通络；丹参、赤芍、姜黄、石菖蒲等活血化瘀，调理血脉；少佐冬葵子利尿，使"浊阴出下窍"。并谨守"五脏相移，穷必及肾"之训，酌加女贞子、墨旱莲滋补肝肾、调理冲任以善后。

第六章　带下病

"带下"一词有广义狭义之分。广义带下泛指妇科经带胎产诸疾而言，《金匮要略》有："三十六病，即三固、五伤、七害、九痛、十二瘕"。由于这些疾病多发生在带脉以下，泛指妇科经带胎产诸疾而言，故称为带下病。

三固：月水闭塞不通，绝产乳，赢瘦不生肌肉。

五伤：孔痛，中寒热痛，小腹急牢痛，脏不仁，子门不正。

七害：害食，害气，害冷，害劳，害房，害妊，害睡。

九痛：阴中痛伤，阴中淋痛，小便即痛，寒冷痛，月水来腹痛，气满注痛，汗出如虫啮痛，胁下痛，腰痛。

十二瘕：青泥，青血，紫汁，赤皮，脓痂，豆汁，葵羹，凝血，青血似水，米汁，月浣，经度不应期。

以上三十六病，统称为带下病，故《史记·扁鹊仓公列传》称妇科医生为"带下医"。本节介绍狭义带下。

狭义带下是指妇女阴道内流出的一种黏稠滑腻液体，如带绵绵而下。它又有生理和病理之分。若带下津津常润，色白透明，量不多不少，无异臭气味，乃生理之带。王孟英云："女子带下津津常润，本非病也。"反之阴道不断流出白、黄、青、黑、赤色等浊物，量多而有异臭者，则为带下病。《女科证治约旨》云："阴中有物，淋漓下降，绵绵而下，即所谓带下也。"

带下之为病，主要是内因情志之动，劳役过度，房事不节，贪食生冷；外因淫邪犯及胞脉，损伤冲任督带。其中最主要的是脾肾两伤，命火不足，脾失温煦，水津不化，湿浊内蓄，因而带脉失约，冲任不固，带下为病。

带下病之辨治，务须严辨寒热虚实，大凡白带清稀、臭腥，属虚寒，当温补渗湿；黄带稠黏、臭秽，属实热，当清热泻火；黄绿色（青）带，属湿热，当清热利湿；䘆血色黑带，属肾阳不足，当益火消阴；红津色赤带，属阴虚相火灼伤胞脉，当滋阴凉血。赤白带下，属湿热损伤胞脉，当清利湿热，五色带下，有腐败气，属热毒损伤内脏，当清热利湿解毒。

上述带下病虽分五色，但在临床常见的则是白带、黄带、赤白带；赤带、青带、黑带则少见，五色带更为少见，若带下时下而多，恶臭难闻，此乃危险之症也，应积极就医明确诊断，以免延误病情。

临证时应区别白淫、白浊。白淫多因过贪房事，肾气虚败，排泄半精半血或流出如胶膝的白色透明液体，来源于精窍；白浊多因思欲太过或心愿不遂所导致，流出液体色灰白或如米泔，小便不利，来自于膀胱。此皆非胞中带下病也，治疗当补肾固冲止血。

《景岳全书·妇人规》强调治疗既要服药，也要节欲，否则"药饵之功必不能与情窦争胜，此带浊之不易治也。"饮食有节，勿过食生冷，勿食厚味以免蕴湿生热，《丹溪心法》提出"必须断厚味"即是此义，预后一般良好。但有医家认为带下病的危害不可忽视，《证治要诀》指出："漏带易复发，有带疾愈后一二月或再发，半年一发，先血而后下带，来不可遏，停蓄未几又得倾泻，此名漏带，最难治者也。"而对赤带、赤白带、五色带更应引起足够重视，早期诊断，积极治疗，否则"胞宫内溃"，五脏俱虚。

第一节　白　带

白带之病多由劳倦过度，饮食失节，中气不化，湿浊内聚，或肾阳不足，命火不能温煦脾土，水湿伤及带脉，冲任不固，则流下色白如涕如唾之白带。《傅青主女科》曰："妇人有经年累月，下流白物，如涕如唾，不能禁止，甚则臭秽者，所谓白带也。"缪仲淳曰："白带多是脾虚，肝气郁则脾受制，脾伤则湿土之气下陷，是脾精不守，不能输为荣血，而下为白滑之物。"故白带多属脾肾阳虚之证。

【辨证论治】

[症状] 阴中不断流出如涕如唾色白腥臭之物，小便不利，腰酸体倦，饮食减少，肌肉消瘦，便溏，面浮肢肿，面色㿠白。舌质淡润，苔白滑，脉虚缓。

［治法］健脾益气渗湿。

［基础方药］完带汤（《傅青主女科》）加减。

白术 15g，山药 15g，人参 15g，白芍 20g，苍术 15g，甘草 10g，陈皮 15g，柴胡 10g，车前子 15g，炒荆芥穗 10g。加茯苓 15g，芡实 15g，薏苡仁 15g 以健脾燥湿止带。

［又方］温肾止带汤（韩老临床经验方）。

龙骨 20g，牡蛎 20g，山药 15g，白术 15g，茯苓 20g，芡实 20g，薏苡仁 20g，甘草 10g。

【临证验案】

案一 孙某，女，41 岁，工人。1987 年 5 月 28 日初诊。

［病史］白带量多有腥臭味数月，质稀，伴有腰酸体倦，不思饮食，便溏；舌质淡润，苔白滑，脉缓。

［妇科检查］外阴已产型，阴道通畅，分泌物较多，色白，有腥臭味，宫颈光滑，宫体及双附件未见异常。

［诊断］带下病（白带）。

［辨证分析］脾肾阳虚，湿浊内盛，带脉失约，任脉不固所致。

［治法］温肾健脾，益气渗湿。

［方药］杜仲 20g，山药 15g，党参 20g，白术 15g，茯苓 20g，龙骨 20g，牡蛎 20g，芡实 20g，黑芥穗 15g，甘草 10g。6 剂，水煎服，每日 1 剂，早晚分服。

忌食生冷。

二诊：带下量明显减少，食欲增进，效不更方，再服 5 剂。

1 个月后孙某介绍他人来诊，同时告知上次用药后痊愈，未见复发。

按语： 古有"十女九带"之训，可见带下病发病之广泛，本案为脾肾阳虚，湿浊内盛，任带失约所致，以经验方温肾健脾止带汤加减治之，方中之药共奏健脾益肾、渗湿止带之功。体现了韩老"治带必先祛湿，祛湿必先理脾，佐以温肾固涩"的学术思想。此病"虽无致命之苦，而有暗耗之害"，可令"孕育不成，以致绝嗣，久而不治，有令人面色黧黯，肌肉瘦瘠，腹胁胀满，攻刺疼痛，甚至足胫枯细，多苦逆冷，尪羸不能食"之忧，若病至如此，预后大多不佳，故当予以重视。

案二 曲某，女，37岁。已婚，1981年7月25日初诊。

[病史] 带下量多半年余，质地清稀；伴四肢不温，腰酸，倦怠乏力，眼泡水肿，面色淡白，饮食尚可，大便溏薄。既往月经规律，末次月经7月11日，经量正常，经行第一天痛经。孕4流1产3。舌质淡，苔白滑，有齿痕，脉沉。

[诊断] 带下病（白带）。

[辨证分析] 证属脾肾阳虚，湿邪下注。

[治法] 温肾健脾，除湿止带。

[方药] 熟地黄15g，怀山药20g，枸杞子10g，制附子3g，肉桂3g，狗脊15g，补骨脂15g，菟丝子10g，白术15g，芡实10g，苍术10g，茯苓10g，甘草10g。7剂，每日1剂，水煎，早晚温服。

8月3日二诊：患者自述带下量减少，倦怠乏力好转，大便正常，舌质淡，苔白滑，脉沉。考虑临近经期，予温肾止带，调经止痛。拟方如下。

小茴香20g，桂枝10g，香附10g，延胡索10g，怀山药15g，制附子3g，肉桂3g，炮姜10g，白术15g，芡实10g，甘草10g。7剂，每日1剂，水煎，早晚温服。

8月12日三诊：患者再次来诊，自诉带下已经正常，嘱口服右归丸月余，巩固半月。

按语： 古语云"治带必先祛湿，祛湿必先理脾，佐以温肾固涩"。韩老认为本患病机主要是命火不足，水津不化，湿邪伤及冲任，使任脉不固，带脉失约，出现带下绵绵不绝之症；阳气不振，故四肢不温；脾虚不运，故而大便溏薄；观其舌脉，为一派阳虚水停征象。故以温肾健脾，升阳除湿立法，在渗湿汤的基础上加苍术、芡实健脾燥湿，固涩止带；小茴香、延胡索以温经止痛。诊治月余，患者诸症悉除。

第二节 黄带、青带

黄带、青带之病，多由性躁多怒，肝失条达，脾气受制，运化失常，湿浊不化，郁久化热，湿热下注而相搏，带脉失约，冲任不固而生。罗周彦云："带下者，荣卫滞气所成也。皆因喜怒忧思，产育房劳，伤其荣卫，或素有湿热，使浊气渗入膀胱，故秽白之物，如涕而下流不止。"黄、青之带多属肝经湿热之症。

【辨证论治】

[症状] 如偏热者，带下黄糜稠黏臭秽，或挟血液，阴道灼热，阴内外痛痒，心中烦热，口苦咽干，渴欲饮冷，大便秘结，小便短赤。面红舌赤苔黄，脉弦滑数。

[治法] 清热利湿。

[基础方药] 龙胆泻肝汤（《医宗金鉴》）加减。

龙胆草15g，生地15g，黄芩15g，栀子15g，木通10g，车前子15g，泽泻15g，当归10g，柴胡10g，甘草10g。如便秘者，加少量大黄；有便血者加椿皮15g，小蓟15g；便溏阴肿者，加茵陈20g，赤茯苓15g。

[又方] 清热解毒除湿汤（韩老临床经验方）加减。

龙骨20g，茵陈20g，黄芩15g，黄柏15g，黄连15g，金银花15g，连翘20g，苦参20g，竹叶15g，百部15g，甘草10g。加柴胡10g，栀子15g，龙胆草15g以清肝经之湿热。

【临证验案】

王某，女，29岁，农民。1992年3月6日初诊。

[病史] 带下量多半年之久，色黄、黏稠，有臭味，阴内灼热感，伴口苦咽干，口渴喜冷饮，小便短赤；舌质深红，苔黄腻，脉弦滑而数。

[妇科检查] 外阴已婚型，阴道通畅，阴道壁充血，分泌物多、黄、质稠、有臭味，宫颈光滑，圆柱状，子宫体后位、常大常硬、活动度良好、压痛（-），双附件（-）。

[诊断] 带下病（黄带）。

[辨证分析] 肝气不疏，脾气受制，湿浊不化，郁而化热，湿热下注任带所致。

[治法] 清热利湿止带。

[方药] 生地黄 15g，栀子 15g，黄芩 15g，车前子 15g，芡实 15g，龙胆草 15g，当归 10g，泽泻 15g，柴胡 10g，甘草 10g。4 剂，水煎服，每日 1 剂，早晚分服。

嘱忌食辛辣。

3 月 10 日二诊：带下量减半，臭味大减，仍色黄，有少许血丝，舌质红苔微黄，脉弦而略滑。拟方如下。

生地黄 15g，栀子 15g，黄芩 15g，车前子 15g，芡实 15g，龙胆草 15g，当归 10g，泽泻 15g，柴胡 10g，椿皮 15g，甘草 10g。3 剂，水煎服，每日 1 剂，早晚分服。

3 月 14 日三诊：诸症消失，舌淡红，苔薄，脉和缓。知其病症已除，告其停服药剂，避免七情过极，少食辛辣之品。

按语：《傅青主女科·带下篇》指出"夫带下俱是湿证"，即湿邪是带下的主要致病因素。湿性黏滞，缠绵难愈，故病易反复，不易取得速效。发病主要与肝、脾、肾三脏及任带二脉关系密切，当脾气健，肾气旺，肝气调，任带二脉功能正常的情况下，则带下病无从可生，反之即会罹患带下病。本案属肝经湿热，损伤任带所致的黄带，治以清热利湿止带之法。更应以预防为主，做到勤换内裤，保持外阴的清洁；少食刺激性食物，少食生冷；自调情志，勿要久居湿冷之地，慎房事。若一旦发现患有带下病，应及早治疗，正确使用药物，不可延误，以免影响治疗。

第三节　赤白带

赤白带下，多由体内湿热或经期产后血海空虚，外受阴雨雾露，或贪食生冷，体内阳气郁闭，寒湿侵犯胞脉，损伤冲任，带脉失约而致。属寒湿损伤胞脉之症。《女科证治准绳》："赤白带下，皆因七情内伤，或下元虚冷，感非一端。"

【辨证论治】

[症状] 带下赤白，或赤多白少，或白多赤少，月经多为后期，小腹冷痛，阴内坠胀，腰痛体重，四肢乍寒乍热，面色暗滞，舌质淡润，苔白滑，

脉弦缓。

[治法] 温经除湿止血带。

[基础方药] 榆艾四物止带汤（韩老临床经验方）。

当归 15g，川芎 10g，白芍 20g，熟地 15g，艾叶 15g，怀牛膝 15g，苍术 15g，茯苓 15g，远志 10g，甘草 10g，炒地榆 25g。若赤带多，阴道灼热者，减艾叶，加黄芩 15g，椿皮 15g 以清热止血。

[又方] 养阴凉血止带汤（韩老临床经验方）。

生地 15g，牛膝 15g，椿根皮 15g，牡丹皮 20g，白芍 20g，炒地榆 25g，阿胶 15g，麦冬 15g，栀子 10g，黄柏 15g。

如症状为带下红津如水，尿道热痛，腰痛如折，心烦不宁，手足心热，潮热盗汗，面红颧赤，口干不欲饮。舌干红无苔，脉弦细数。属肾阴虚带下。

[治法] 滋阴补肾凉血。

[基础方药] 养阴凉血止带汤（韩老临床经验方）。

生地 15g，怀牛膝 15g，椿皮 15g，丹皮 15g，白芍 20g，炒地榆 20g，阿胶（烊化）15g，麦冬 15g，栀子 10g，黄柏 10g。

【临证验案】

周某，女，33 岁，教师。1989 年 11 月 29 日初诊。

[病史] 产后 4 个月余，带下赤白，气味臭秽，状如米泔 2 个月余。现带下量多，小腹疼痛连及腰骶，阴部瘙痒、灼热，心烦不宁。舌质淡红，苔黄略腻，脉滑数。

[妇科检查] 外阴发育正常，黏膜潮红，阴道通畅，分泌物量多，色淡黄兼有血液，臭秽难闻。

[实验室检查] 分泌物检验：霉菌（＋＋），白细胞（＋），球杆菌（＋），清洁度Ⅲ度。

[诊断] 带下病（赤白带）。

[辨证分析] 产后正气虚弱，感染邪毒，虫溺乘虚而入，损伤冲任，任带失固所致。

[治法] 清热解毒，利湿止带。

[方药] 金银花 20g，连翘 15g，苦参 15g，茵陈 20g，黄柏 10g，白芍

20g，椿皮 15g，牛膝 15g，生地黄 15g，丹皮 15g，贯众 15g。5 剂，水煎服，每日 1 剂，早晚分服。

[外治法] 苦参 25g，蛇床子 25g，鹤虱 25g，百部 25g，黄柏 15g，枯矾 10g。3 剂，每日 1 剂，水煎滤过，熏洗于患处。

二诊：治疗后，诸症大为好转，阴部略感不适，舌淡，脉滑缓，知其病势已减大半，嘱其守前方，再服 3 剂。

三诊：诸症消失。令服知柏地黄丸 1 周，一则巩固疗效，二则考虑产后多虚予以扶正。

按语：本案因产后血海空虚，感染湿热邪毒，虫溺乘虚而入，损伤任带，故见带下赤白。治以临床经验方解毒止带汤口服，方中以金银花、连翘、苦参、贯众、茵陈、黄柏清热解毒，燥湿杀虫，利湿止带；生地黄、丹皮、白芍清热凉血，兼以扶正，以防苦寒伤阴之虞。同时配合清热解毒杀虫之外用药物熏洗患处，直达病所，可获速效。待其邪去之时，予以知柏地黄丸滋阴清热，扶正以御邪，辨证良准，治有先后，病得全瘥。

第四节　黑　带

黑带多由肾气亏损，命火不足或过贪房事，阴精暗耗，膏脂不生，湿浊损伤带脉，冲任不固而致。如《妇人大全良方》云："妇人带下，其名有五，因经行产后，风邪入胞门，传于脏腑而致之……伤足少阴肾经，黑如衃血，人有带脉，横于腰间，如束带之状，病生于此，故名为带。"黑带多属肾气亏损之症。

【辨证论治】

[症状] 带下污浊或如衃血，绵绵不断，腰酸腿软，腹冷肢寒，尿频，便溏，四肢不温，头眩健忘，面色晦暗。舌质淡润，苔白滑，脉沉弱。

[治法] 益肾健脾除湿。

[基础方药] 加味补肾固精丸（韩老临床经验方）。

人参 15g，白术 15g，杜仲 15g，续断 15g，益智仁 15g，阿胶（烊化）15g，艾叶 15g，菟丝子 15g，补骨脂 15g，山药 15g，龙骨 20g，赤石脂 20g。

第五节　五色带

五色带下，多由内脏素虚，久积湿热，热毒损伤胞脉所致。多见于生殖系统晚期肿瘤，如阴道癌、宫颈癌、宫体癌及输卵管癌等。本病愈后极差，关键在于早期诊断和早期治疗。围绝经期是肿瘤好发时期，本病亦以围绝经期妇女较多见。多属湿毒损伤内脏之症。

【辨证论治】

[症状] 带下五色，恶臭难闻，阴内灼痛坠胀，心烦不宁，口苦咽干，便秘或溏糜，尿赤，手足心热，面色无泽。舌苔黏腻，脉弦滑而缓。

[治法] 清热解毒化湿。

[基础方药] 解毒止带汤（韩老临床经验方）。

金银花20g，连翘15g，苦参15g，茵陈20g，黄柏10g，黄芩15g，白芍20g，椿皮15g，怀牛膝15g，生地15g，丹皮15g，贯众15g，黄连15g，炒地榆20g。

[外治法]

（1）洗药方：苦参25g，蛇床子25g，鹤虱25g，百部25g，黄柏15g，枯矾10g，雄黄15g。水煎滤过，熏洗于患处。

（2）外涂药：枯矾10g，儿茶10g，雄黄15g，龙骨15g，冰片5g，黄柏10g。共研细面，徐徐涂于患处，可起到杀菌止痒生肌之效。

第七章 妊娠病

妊娠乃妇女生理之常，然因体质之强弱不同，在受孕期间，亦往往染疾，如延续日久，亦可危及母体健康及胎儿发育，因此须注意预防，一旦发生疾病应及时调治。

凡妊娠期间发生与妊娠有关的一类疾病，统称为妊娠病，亦称胎前病。妊娠疾病亦不外内伤五脏，外感风寒湿邪，最主要的是肾气亏损，阴阳失调或脾胃虚弱，生化不足，气血两虚以及性躁多怒，肝失条达，气机不畅。沈金鳌云："凡有胎者，贵冲任脉旺，元气充足，则饮食如常，身体壮健，色泽不衰，而无病患相侵；血气充实，可保十月满足，分娩无虞；母子坚牢，何疾之有？"沈氏之论，重点指出妊妇贵乎阴阳协调，气血充沛，反之则致病耳。

常见的妊娠病包括妊娠恶阻，妊娠腹痛，胎漏、胎动不安、堕胎、小产，滑胎，子肿，子烦，子悬，子痫，子淋，妊娠小便不通，子喑，子嗽，子痫，子泻等。

妊娠病的发病机制，可以概括为以下几个方面。

（1）阴血下注冲任养胎，易出现阴血聚于下，阳气浮于上，甚则气机逆乱，阳气偏亢的现象。

（2）由于妊娠月份增长，胎体渐大，以致气机不畅，升降失常。

（3）肾气亏损，系胞无力则胎元不固。

（4）脾胃虚弱，气血虚少，胎失所养。

妊娠病总的治疗原则为治病与安胎并举。辨清母病和胎病；以补肾固本安胎，培脾养血安胎，疏肝行气安胎为基础；在用药时勿犯汗、下、利小便三禁之戒；同时还要注意破血、耗气及有毒药品的使用。切勿峻攻骤补或偏寒重热，以防引起耗气损血或滞血涩血，从而使体内阴阳失调导致病加重。

第一节　妊娠恶阻

妊娠早期出现严重的恶心呕吐，头晕厌食，甚则食入即吐者，称为"妊娠恶阻"，又称"妊娠呕吐""子病""病儿""阻病"等。

妊娠呕吐主要发病机制为冲气上逆，胃失和降。多因胃气虚弱，升降失常，脘谷不化，脾虚不运，清浊不分，痰水中留，性躁多怒，肝郁化火，肝气上逆所致。

沈尧封云："呕吐不外肝胃病……水谷之精微不能上蒸为气血，凝聚为痰饮，窒塞胃口，所以食入即呕，此是胃病。又妇人既妊，则精血养胎，无以摄纳肝阳，而肝阳易升，肝之经脉挟胃，肝阳过升，则饮食自不能下胃，此乃自肝病也。"

治疗时根据呕吐物的性状、色、质气味，以辨寒热虚实。以调气和中、降逆止呕为主。

妊娠恶心呕吐乃妊娠之常见病、多发病，本病相当于西医学的妊娠剧吐。若治疗及时护理得当，多数患者可迅速康复，预后大多比较好。若患者出现反复呕吐不止，不能进食，精神萎靡，消瘦严重，眼眶下陷，双目无神，气阴两伤症状时，要采取中西医结合治疗，予以输液、纠正酸中毒及电解质紊乱。

【辨证论治】

（一）胃气虚弱

[症状] 妊娠二三月间胸脘烦闷，饮食减少，食后即吐，倦怠嗜卧，面色黄白。舌质淡润，苔薄白，脉象滑缓无力。

[治法] 和胃降逆止呕。

[基础方药] 香砂六君子汤（《古今名医方论》）。

党参15g，白术15g，茯苓15g，陈皮15g，甘草10g，木香5g，砂仁10g，姜枣引。原方中有半夏，属于妊娠禁忌药物，应用时要慎用，或用姜半夏，减其毒性，且中病即止，以免伤胎。

（二）脾虚不运

[症状] 妊娠二三月间呕吐痰涎，不思饮食，胸中烦闷，心悸气怯，体倦多卧，腹胀便溏，面色暗黄。舌质淡润，苔白腻，脉弦滑而缓。

[治法] 健脾祛痰止呕。

[基础方药] 二陈汤（《太平惠民和剂局方》）加减。

茯苓 15g，陈皮 15g，姜半夏 10g，甘草 10g。如有热者加栀子 10g，竹茹 15g 以清热降逆止呕；若热甚痰少者，减去半夏；胸中烦闷者，加瓜蒌 10g，枳实 10g 以行胸中痰滞。

（三）肝郁化热

[症状] 妊娠二三月间心烦呕吐苦水，头眩胸闷，善太息，烦渴饮冷，大便秘，小便赤，手足发热，面红唇焦。舌赤，苔黄燥，脉象弦滑数。

[治法] 清肝和胃，降逆止呕。

[基础方药] 温胆汤（《三因极一病证方论》）加减。

枳实 10g，竹茹 15g，陈皮 15g，半夏 10g，茯苓 15g。去甘草；加山栀、石斛以清热滋阴；加瓜蒌以宣通肺气，润肠泻热。

[又方] 清热止呕汤（韩老临床经验方）加减。

竹茹 15g，陈皮 15g，枳壳 10g，茯苓 15g，麦冬 15g，芦根 15g，黄芩 15g。便秘者，加少量大黄以清热降逆止呕，勿用甘草温中助邪之品。

【临证验案】

案一 陈某某，女，26 岁，工人。1975 年 3 月 17 日入院。

[病史] 闭经 70 天，呕吐 30 天。现剧烈呕吐，不思饮食，恶闻食气，口苦而干，全身乏力，五心烦热，大便 7 日未通。末次月经 1 月 7 日，闭经 40 天左右开始呕吐，逐渐加剧，辗转治疗不效，而收入住院。17 岁月经初潮，月经正常，无痛经。26 岁结婚，孕 4 产 0。前两次受孕均是自然流产，第三次受孕因妊娠剧吐治疗无效，被迫人工流产。刻下：扶入病室，意识清楚，消耗性病容，形体消瘦，皮肤干涩，面色萎黄。舌红尖赤，苔薄白，脉细数。

［查体］体温 35.7℃，脉搏 140 次/分，血压 80/50mmHg。

［实验室检查］妊娠试验阳性，尿酮阴性。其他生化检验从略。

［诊断］妊娠恶阻（胃气阴两虚型）。

［辨证分析］依其不思饮食，恶闻食气，全身乏力，形体消瘦，舌苔薄白，脉细数，诊为胃气阴两虚型恶阻。

［治法］和胃养阴，降逆止呕。

［方药］党参25g，白芍15g，半夏15g，陈皮15g，生姜15g，竹茹15g，栝楼根15g，麦冬20g，芦根15g，柿蒂15g。水煎频服。

同时给予输液支持疗法。

3 月 24 日患者始进饮食，病情逐渐好转。5 月 27 日临床治愈出院。

按语：本案为胃气阴两虚型恶阻。西医称为妊娠剧吐症。久吐伤阴，阴虚内热，故口干且苦，五心烦热；饮食不入而津液不化，故其大便 7 日不通。系由阴津亏损，大肠津枯，而非实热所致。治以和胃养阴，降逆止呕之法，并结合西医补液等支持疗法，以免发生酸碱失衡及电解质紊乱。

案二 刘某某，女，27 岁，本院职工。1980 年 7 月 1 日初诊。

［病史］该患停经60 余天，近半月自觉头晕目眩，呕吐痰涎，量多，色白，口中淡腻，胸闷不思饮食，心悸气短，望其形体较胖，精神不振，面色略黄；舌质淡，苔白腻，脉滑缓。15 岁初潮，月经时有后期。结婚 2 年，孕2 产 0。

［查体］体温 36.1℃，脉搏 86 次/分，血压 140/85mmHg。

［实验室及辅助检查］尿妊娠试验阳性；B 超示子宫体增大，宫内孕囊。

［诊断］妊娠恶阻。

［辨证分析］该患体型偏胖，属于痰湿之体，孕后血壅气盛，冲气挟痰上逆，故呕吐痰涎，痰阻中焦，则不思饮食，饮邪上扰清空故头晕目眩。舌质淡，苔白腻，脉滑均是痰饮之特征。

［治法］化痰除湿，降逆止呕。

［方药］半夏15g，橘红15g，茯苓15g，生姜10g，苍术15g，神曲10g。3 剂，水煎服，日一剂，频服。

复诊：自诉呕吐痰涎减少，头晕目眩减轻，仍觉不思饮食，心悸气短，望其精神面貌较前有所好转，舌脉无显著变化。按上方加枳壳10g，竹茹15g，以增强宽中化痰之力。6剂，服法同前。

再诊时患者已同如常人，无所苦。嘱其要注意饮食的调护，不可贪食膏粱厚味，应多食水果或酸咸清淡食品。

按语：《三因极一病证方论·卷之十七》："妇人中脘宿有风冷痰饮，经脉不行，饮与痰搏，多善病阻，其状颜色如故，脉理顺时，不知病之所在，但觉四肢沉重，头目眩晕，恶闻食臭，喜啖咸酸。"本案属痰湿型恶阻，患者素体肥胖，多湿多痰。妊娠之后，腹中突增一物，脾气愈虚，运化无力，水湿停聚，阻滞气机，升降失调，则见呕吐不已，所以治疗时应以健脾祛湿，降逆止呕为主，脾气健旺，则水湿得运，诸症消除。但用药时须掌握中病即止的原则，以免燥湿太过而损伤胎元。

案三 许某，女，28岁，某中学教员。1975年秋初诊。

[病史] 该患于妊娠2个月左右，开始恶心呕吐，渐至食入即吐，不食亦吐酸苦，呕吐黄绿或夹有血液。虽经中西医治疗，病势不减，患者痛苦难忍，欲求人工流产，其家人不允。经友人介绍前来求诊。望其精神郁闷，形体消瘦，面红舌赤，苔黄燥，闻其语声清晰，时时叹息，问知经闭两月余，半月前开始呕吐酸苦，心烦易怒，胸胁胀满，喜冷饮及酸咸果食，曾服调肝健脾和胃，祛痰降逆之品，均未见明显效果。近10日呕吐反剧，粥浆不入，大便秘结，小溲短赤。舌红，苔黄，脉弦滑有力。

[诊断] 妊娠恶阻。

[辨证分析] 四诊合参，该患证属性躁多火，肝气益急，火气上逆而致。

[治法] 调肝清热，通便降逆。

[方药] 黄连15g，黄芩15g，麦冬15g，竹茹15g，芦根15g，陈皮15g，枳实10g，大黄3.5g。2剂，水煎服，日1剂，频服。

3日后呕吐稍减，大便已通，小便红赤，日进半碗米粥，脉弦滑稍缓。其病势渐退，仍守上方加白芍15g，生地15g，以养血柔肝敛阴。嘱其再服3剂。一周后观其精神如常，问其现状，诸症消失饮食如故，切其脉象弦滑和缓，知其胃气已复，勿需服药，告戒房事，可保万全。于1976年顺利分娩一男婴。

按语：本病案为肝郁化热之妊娠恶阻。该患者由于初次妊娠，精神过于紧张，加之素体肝火偏盛，孕后冲气挟肝火上逆，横犯脾胃，脾胃升降功能失常，故致呕吐。《傅青主女科》云："夫妇人受妊，本于肾气之旺也……而肾水不能应，则肝益急，肝急则火动而逆也；肝气既逆，是以呕吐恶心之症生焉。"又当气机不利，腑气不通，则胸胁胀满，嗳气频作，大便秘结；肝火上炎，则头晕口苦；热甚伤津，则会出现溲赤之症。此案决非脾虚痰滞之呕吐。临证时要细审病机，分辨虚实寒热，勿拘一方一药。方中用少许大黄，治疗妊娠呕吐，取其清热通腑，降逆止呕之功；并要减去原方中甘草，因甘草甘温，令人中满，服之会增加胸膈逆满现象。

第二节 妊娠腹痛

妊娠期间，出现以小腹疼痛为主的病症，称为"妊娠腹痛"，亦称"胞阻"。若不伴有下血症状，一般预后良好。若痛久不止，病势日进，也可损伤胎元，甚则发展为堕胎、小产。

发病机制主要是胞脉阻滞、气血运行不畅。不通则痛为实，不荣而痛为虚。发病原因为脾胃虚弱，升降失调，运化失常，水谷不化，气血无生，胞胎失养；肾气不足，命火虚衰，或贪食生冷，阴寒内生；郁怒不解，肝失调达，脉络不畅，气滞血瘀。

薛立斋云："或胎作胀，或腹作痛，此是脾胃气虚。"《妇人大全良方》云："妊娠小腹痛，由胞络虚，风寒相搏，痛甚亦令胎动。"又云："肾主腰足，因劳伤损动其经，虚则风冷乘之，腰痛不止，多动胎气。"又云："妊娠四五月之后，每常胸腹间气刺痛满或肠鸣，以致呕逆减食，此由忿怒忧思过度，饮食失节所致。"

治疗以调理气血为主，使胞脉气血畅通，则其痛自止。

【辨证论治】

（一）脾胃虚弱

[症状] 妊娠后不断腹痛便溏，倦怠多卧，饮食减少，肌肉消瘦，心悸气短，四肢不温，眼睑浮肿，面色萎黄。舌质干淡，脉象虚缓。

[治法] 健脾胃养胎元。

[基础方药] 八珍汤（《正体类要》）加减。

党参 15g，白术 15g，茯苓 15g，甘草 10g，当归 15g，白芍 15g，熟地 20g。减行血伤胎之川芎；加山药 15g，陈皮 10g 以和胃健脾安胎。

（二）肾阳亏虚

[症状] 妊娠后小腹冷痛，腰酸腿软，白带下注，四肢不温，头眩健忘，面色晦暗。舌质淡润，脉象沉弱而缓。

[治法] 扶阳益肾安胎。

[基础方药] 加味补肾安胎饮（韩老临床经验方）加减。

人参 15g，白术 15g，杜仲 15g，续断 15g，桑寄生 15g，益智仁 15g，阿胶（烊化）15g，艾叶 10g，菟丝子 15g，补骨脂 15g。加巴戟天 15g 以增强补益肾阳作用。

（三）肝气郁结

[症状] 妊娠后胸胀腹痛，烦躁多怒，头眩健忘，善太息，呃逆不欲食，口苦咽干，面色暗滞。唇舌深红，苔黄燥，脉象弦滑有力。

[治法] 疏肝理气安胎。

[基础方药] 逍遥散（《太平惠民和剂局方》）加减。

当归 15g，白芍 15g，柴胡 10g，茯苓 15g，白术 15g，甘草 10g，薄荷 10g。加陈皮 15g，枳壳 10g，川楝子 10g，青皮 10g，苏梗 10g 以行气滞。

【临证验案】

吴某，女，23 岁。1988 年 7 月 30 日初诊。

[病史] 妊娠 10 周余，小腹绵绵作痛，近 2 天加重。头晕，失眠多梦，心慌，食少纳差，便稀。舌质淡，苔薄白，脉细滑。

[实验室检查] 血常规：血红蛋白 87g/L，余未见明显异常。

[诊断] 妊娠腹痛。

[辨证分析] 素体脾胃虚弱，气血不足，胎失所养所致。

[治法] 健脾益胃，止痛安胎。

[方药] 熟地 15g，白芍 20g，炒山药 15g，砂仁 15g，红参 10g，黄芪 20g，山茱萸 15g，续断 15g，桑寄生 15g，杜仲 15g，阿胶 15g，龟板 10g，甘

草10g。5剂，每日1剂，水煎，早晚温服。

8月6日二诊：服药后腹痛不显，诸症减轻，效不更方。

西洋参5g，熟地15g，白芍20g，炒山药15g，陈皮15g，黄芪20g，山茱萸15g，续断15g，桑寄生15g，杜仲15g，阿胶15g，龟板10g，甘草5g。再服5剂，每日1剂，水煎，早晚温服。

8月13日三诊：服药后诸症均消失，食欲增进，脉弦滑有力。嘱其慎起居，避风寒，勿过劳，停服药物。

按语：患者小腹绵绵作痛乃血虚胞脉失养所致乃属虚证；发病机制主要是脾胃虚弱，胞脉失养，故"不荣则痛"。其病变仅在胞脉，尚未伤及胎元，一旦病情发展累及胎元则可发生胎动不安，甚者堕胎等，故妊娠腹痛亦不可轻视。方中用参、芪气血并补；山药、砂仁健脾益气，以助后天生化气血之源；山茱萸、续断、桑寄生、杜仲、阿胶、龟板益肾填精，以固胎元；气血旺盛胞脉得养则疼痛自止。

第三节　胎漏、胎动不安、堕胎、小产

妊妇有时流出少量血液而无其他所苦者为胎漏或漏胎；若腰腹疼痛，出血量较多者为胎动不安；胎漏是胎动不安的轻症，胎动不安是胎漏的重症，若腰痛腹坠，出血增多，伴有血条、血块者称堕胎或小产。

堕胎是指妊娠3个月以内，胎儿未成形者；小产是指妊娠3个月以上，胎儿已成形者，又称半产。

胎漏、胎动不安、堕胎、小产虽病名不同，但都属于先兆流产和流产的范畴。不同的是妊娠天数多少、临床表现差异而已。

妊娠期间发生激经、尿血，症状似有相近，都见有妊娠出血，但实质绝不相同，临证时应予以鉴别。

激经为妊娠妇女健壮气血有余，精神与饮食如常，身无所苦，在相当月经期时，有少量阴道出血，至孕后三月自止焉，并无损于胎儿的生长、发育。如《证治准绳》云："……经来不多，而饮食精神如故，六脉和缓滑大无病者，血盛有余也。"

妊娠尿血乃膀胱结热，迫血妄行，血从尿道而来。此非胞中之故，每当排尿前后出血，平时无出血现象。《济阴纲目》载："李氏曰：尿血自尿门下血，胎漏自人门下血，妊娠尿血，属胞热者多。"相当于西医学的妊娠合并泌尿系统疾病。

胎漏、胎动不安、堕胎、小产主要机制是冲任气血失调，胎元不固。其发病原因多由素体阳虚，命火不足，婚后不节房事，阴精暗耗，阴阳两伤，冲任空虚，胎无所固；脾胃虚弱，饮食失节，思虑过度，损伤脾胃，生化功能失常，阴血不生，胎失所养；中气下陷，冲任不固，胎失所载；性躁多怒，体内郁火，热扰血海，灼伤胞脉，阴血大下，胎无所倚；登高持重或跌仆闪挫，损伤冲任，胎无所系。《产宝百问》曰："妊娠成形，胎息未实，或因房室惊触，劳役过度，伤动胎胞。"朱丹溪曰："阳施阴化，胎孕乃成，血气虚损，不足荣养，胎则自堕，譬如枝枯则果落，藤萎则花坠。"

胎漏、胎动不安以补肾固冲止血安胎为主；堕胎、小产以下胎益母为主；胎堕完全者，宜调养气血为主。

【辨证论治】

(一) 肾阳亏虚

[症状] 妊后常感头眩，耳鸣，健忘，白带增多，腰酸腿软，尿频，四肢不温，甚至小腹坠胀，阴道出血而胎欲堕，面如积尘。舌质淡润，脉象沉弱，尺部尤甚。

[治法] 益阳补肾安胎。

[基础方药] 加味补肾安胎饮（韩老临床经验方）。

人参15g，白术15g，杜仲15g，续断15g，桑寄生15g，益智仁15g，阿胶（烊化）15g，艾叶10g，菟丝子15g，补骨脂15g。加巴戟天15g，山药15g以助肾阳兼健脾燥湿。

(二) 肾阴亏虚

[症状] 经常头眩耳鸣，腰痛，足跟痛，潮热盗汗，手足心热，甚至腹坠阴道出血而小产，面色潮红，口干不欲饮。舌质干红无苔，脉象弦细而数。

[治法] 补肾固冲安胎。

[基础方药] 育阴汤（韩老临床经验方）加减。

熟地 15g，山茱萸 15g，续断 15g，桑寄生 15g，杜仲 15g，牡蛎 20g，龙骨 20g，白芍 15g，阿胶（烊化）15g，知母 15g，地骨皮 15g，龟甲 20g。加知母、地骨皮以养阴固摄。出血者加地榆、棕榈炭等清热凉血止血之药。

（三）气血两虚

[症状] 气虚者，头眩气短，动则汗出，心悸，神疲倦怠，甚至腰酸腹痛，小腹坠胀，阴道出血而胎堕。

[治法] 益气补血安胎。

[基础方药] 益气养血汤（韩老临床经验方）。

人参 15g，黄芪 15g，升麻 10g，山药 15g，白术 15g，杜仲 15g，续断 15g，桑寄生 15g，熟地 15g，当归 10g，艾叶 10g，甘草 10g。

[又方] 补血安胎饮（韩老临床经验方）。

当归 15g，熟地 15g，白芍 15g，杜仲 15g，续断 15g，桑寄生 15g，阿胶（烊化）15g，白术 15g，菟丝子 15g。如出血多者，加炒地榆 25g，海螵蛸 20g 以固冲止血。

（四）血热实热

[症状] 经常眩晕不安，心烦，发热，口苦咽干，喜冷饮，大便秘，小便赤，甚至腰腹坠痛，阴道出血而胎欲堕。舌红，苔黄而干，脉滑数有力。

[治法] 清热养阴安胎。

[基础方药] 清热养阴汤（韩老临床经验方）。

生地 15g，黄芩 15g，地骨皮 15g，知母 15g，麦冬 15g，白芍 15g，杜仲 15g，阿胶（烊化）15g，续断 15g，桑寄生 15g。出血多者，加旱莲草、地榆炭以清热止血。虚热者，以此方减苦寒之黄芩，加龟甲 25g 以育阴潜阳，固冲安胎。

（五）外伤

[症状] 平素无故，突然腰腹疼痛，阴道出血，面色苍白，唇舌淡润，头眩目花，气息不足。舌质正常，脉象虚滑。

[治法] 益气补血，固冲安胎。

[基础方药] 圣愈汤（《兰室密藏》）加减。

黄芪 20g，人参 15g，当归 15g，熟地 15g，川芎 10g，白芍 20g。加续断 15g，桑寄生 15g，杜仲 15g，阿胶（烊化）15g 以补肾固冲安胎；出血多者，加炒地榆以止血；腹中刺痛，阴道出血有少许血条、血块者，加三七粉、香附，以化瘀行滞止痛。

【临证验案】

案一 李某，女，27 岁。1981 年 7 月 28 日入院。

[病史] 该患停经 2 个月余，末次月经 5 月 20 日，既往月经规律，婚后孕 2 产 0，第一胎妊娠 70 天自然流产。近一周阴道少量出血，色紫，腰酸。昨晚 11 时阴道出血增多，微有下坠感，口干饮少，手足心热。门诊以"先兆流产"收入院。

[查体] 体温 36.5℃，脉搏 100 次/分，血压 110/70mmHg，心肺正常，肝脾未触及，发育正常，营养欠佳，神志清晰，唇红。舌淡红，苔少而干，脉滑数。

[实验室及辅助检查] 尿妊娠试验阳性，B 超提示：宫内见妊囊，胎芽和血管搏动可见。

[诊断] 胎动不安。

[辨证分析] 阴虚血热伤胎所致。

[治法] 滋阴清热，止血安胎。

[方药] 白芍 25g，续断 20g，黄芩 20g，生地 15g，牡蛎 20g，茜草 20g，炒地榆 50g，炒杜仲 20g，阿胶（烊冲）10g。水煎服，日一剂，早晚服。

二诊：服药后 4 天血止 2 天后又复见阴道少量出血，仍觉腰酸，宗上法，前方减茜草；加旱莲草 20g。

再进 4 剂，出血停止，诸证消失，舌脉如常。知其病情已稳，嘱其忌食辛辣助热之品，禁房事。

8 月 12 日患者痊愈出院。

按语：本案患者素体阴虚有热，孕后阴血下注冲任、胞脉，热邪随之而入伤及血海，损伤胎元，故而孕后下血。胞脉失养则小腹下坠，舌脉均为阴虚内热之象。施以滋阴清热，凉血安胎之法。方用黄芩、生地、地榆清热凉血止血，损其伤胎之故，热去则血海安宁；白芍、阿胶滋阴补血，以助养胎；川断、杜仲补肝肾，固冲任而安胎。药用精准，故效如桴鼓。

案二　张某，女，28 岁。1981 年 9 月 3 日初诊。

[病史] 该患者停经 70 天，已知怀孕。近 10 天出现阴道少量下血，色淡质稀，时觉小腹下坠，伴头晕、乏力、腰酸，小便清长，手足凉而恶寒。舌质淡，苔白滑，脉沉滑而无力。孕 2 产 0，1980 年 6 月停经 50 天时做人工流产 1 次。

[实验室检查] 尿妊娠试验阳性。

[诊断] 胎动不安。

[辨证分析] 肾阳不足，胎失所养所致。

[治法] 温补肾阳，固冲安胎。

[方药] 人参 10g，白术 15g，杜仲 15g，续断 15g，覆盆子 15g，阿胶（烊化）10g，艾叶 15g，菟丝子 20g，补骨脂 15g，炒地榆 20g。5 剂，水煎服，每日 1 剂，早晚分服。

二诊：自诉血量点滴，腰酸、小便清长已除，余症减轻，唯乏力、头晕，脉较前有力。拟方如下。

人参 10g，白术 15g，杜仲 15g，续断 15g，阿胶（烊化）10g，艾叶 15g，菟丝子 20g，补骨脂 15g，炒地榆 20g。5 剂，水煎服，每日 1 剂，早晚分服。

三诊：血已停，诸症消失。拟方如下。

人参 10g，白术 15g，杜仲 15g，续断 15g，阿胶（烊化）10g，艾叶 15g，菟丝子 20g，补骨脂 15g。7 剂，水煎服，每日 1 剂，早晚分服。

告其慎起居，禁房室，勿过劳。

1982 年 4 月由患者家人告知，半月前患者正常产一男婴。

按语：患者素体虚弱，肾阳不足。孕后气血下注冲任，气血愈虚，阳气愈弱，胞脉者系于肾，肾虚胎元失固，则见阴道下血，小腹下坠，腰酸；肾阳虚，膀胱失于温煦，则小便清长；阳气不能达于四末，则手足凉而恶寒；气血两虚则头晕，舌淡，脉沉滑无力。明代《景岳全书》云："冲任之本在肾。""凡胎孕不固，无非气血损伤之病，盖气虚则提摄不固，血虚则灌溉不周，所以多致小产。"详辨其证后，予以温肾助阳，气血双补，固冲安胎之药，使肾气旺，阳气复，冲任盛，胎自安矣。本病相当于西医学的先兆流产，如果病情加重可发展成堕胎、小产，故一旦出现胎动不安，便应立即求医用药，采取适当的防治措施，防止病情进一步发展。此外，还应告之患者，受孕后要注意避免精神过于紧张，保持心情舒畅，慎起居，避风寒，孕后前3个月禁房事，劳逸适度，方可保母婴安康。

案三 程某，女，25岁，售货员。1992年6月7初诊。

[病史] 该患者月经初潮后一直规律。现停经65天，一周前，因工作时登高取货物摔倒而出现腰酸，小腹坠痛，阴道少量出血，色泽鲜红。自认无大碍，自服保胎丸，无效，又往医院医治，给予黄体酮肌内注射3天，仍有阴道出血，并出现小腹下坠感，遂来我院门诊就诊。面色萎黄，精神倦怠。舌质正常，脉滑而无力。

[实验室检查] 尿妊娠试验阳性。

[诊断] 胎动不安。

[辨证分析] 跌仆闪挫，气血紊乱，冲任不固所致。

[治法] 益气补血，固冲安胎。

[方药] 黄芪25g，熟地黄20g，白芍20g，杜仲15g，砂仁10g，续断20g，桑寄生15g，当归10g，炒地榆25g，阿胶（烊化）10g。5剂，水煎服。

6月12日二诊：血已止，腰酸腹痛减轻，自觉胃脘不适，便稀，脉较前有力。虽胎元已安，但母病未瘥。拟方如下。

黄芪25g，熟地黄20g，白芍20g，杜仲15g，砂仁10g，续断20g，桑寄生15g，山药20g。5剂，水煎服。

6月19日三诊：诸症均消失，食欲增进，脉弦滑有力。嘱其尽量卧床休息，不可再持重物，暂避房事，观其变化，随时来诊。

7月1日患者自觉身体无恙，精力充沛，遂返工作岗位。

按语： 此案系由孕期跌仆闪挫，劳力过度而致气血紊乱，冲任失固，发生胎动不安。因肾主生殖，胞脉者属肾，冲任二脉皆起于胞中。气乱胎失所载，血乱胎失所养，胎元受损，冲任不固，故胎元失去摄养而出现腰酸、小腹坠痛等胎动下坠症状；气血紊乱，冲任不固，故阴道下血；气耗血伤，则精神倦怠，脉滑而无力。临证时应重于益气补血，固冲安胎。每每考虑补肾为安胎之要，则无胎动不安之虞。

第四节 滑 胎

凡堕胎或小产连续发生 3 次以上者，称为滑胎，亦称"数堕胎"。多由胎漏、胎动不安进一步发展而成，其原由是大多数人小产之后不注重调养，伤之于肾，冲任失固，遂成屡孕屡堕。

本病发生机制主要是冲任损伤，胎元不固，或胚胎缺损，不能成形，故而屡孕屡堕。发病原因为肾气亏损，先天禀赋不足，肾气未充，或因孕后房事不节，损伤肾气，冲任不固，胎失所系；或气血两虚，素体虚弱，气血不足，或饮食不节，劳役过度，损伤脾气，脾胃虚弱，气血虚少，冲任不足，不能养胎载胎。

《诸病源候论·妇人妊娠病诸候上》云："血气虚损者，子脏为风冷所居，则血气不足，故不能养胎，所以致胎数堕，候其妊娠，而恒腰痛者，喜堕胎也。"《医宗金鉴·妇科心法要诀》云："若怀胎三五七月，无故而胎自堕，至下次受孕亦复如是，数数堕胎，则谓之滑胎"。

治疗以补肾健脾，益气养血，调固冲任，预培其损。未孕前宜补脾肾，调冲任。一旦妊娠，应立即保胎治疗。

【辨证论治】

(一) 肾气亏损

[症状] 屡孕屡堕，甚至如期而堕，平素头晕耳鸣，腰膝酸软，精神不振，夜尿频多，两目暗黑，面色晦暗。舌淡，苔白，脉沉弱。

[治法] 补益肾气，固冲安胎。

[基础方药] 补肾固冲汤（《中医学新编》）

菟丝子 15g，白芍 15g，续断 15g，覆盆子 15g，桑寄生 15g，杜仲 15g，当归 15g，熟地 15g，阿胶（烊化）12g，党参 12g，陈皮 12g，甘草 5g。

[又方] 肾阴虚者，方用育阴汤（韩老临床经验方）加减。

熟地 15g，白芍 20g，山茱萸 15g，山药 15g，续断 20g，桑寄生 15g，阿胶（烊化）15g，杜仲 15g，龟甲 15g，海螵蛸 15g，菟丝子 15g，牡蛎 20g，甘草 5g。

［三方］偏于阳虚者，方用肾气丸（《金匮要略》）减泽泻；加巴戟天、鹿角霜；出血者，加炒地榆、棕榈炭。

（二）气血两虚

［症状］屡孕屡堕，头晕目眩，神疲乏力，面色苍白，心悸气短，舌淡苔薄，脉细弱。

［治法］补益气血，固冲安胎。

［基础方药］泰山磐石散（《景岳全书》）。

人参10g，黄芪20g，当归10g，续断15g，黄芩15g，川芎10g，白芍15g，熟地15g，白术10g，砂仁3g，炙甘草5g。血热者去人参，熟地改为生地，加黄芩；阴道下血者加炒地榆、棕榈炭。

【临证验案】

案一 陆某，女，28岁，某工厂工人。

［病史］结婚后不到2年，每受孕3个月左右，无由便发生堕胎、小产，曾服中药百余剂而罔效。1973年夏来门诊就医。据患者介绍婚前身体健康，婚后不到5个月即怀孕，未满3个月无故流产，2年内连续发生4次。四处求医治疗，有的以为血虚气弱，胎失所养而堕，投以补血益气之方；有以为脾虚中气下陷，气不载胎而堕，投以益气升陷之方；有以为血海伏热，热损胎元而堕，投以清热凉血之方，汤丸继服百余剂。但依然如故。闻其自述，望其面色晦暗无泽，唇舌淡润，精神疲惫；听其语言低微无力，呼吸气怯；问其病情，言头眩健忘，月经清稀臭腥，白带下注，尿频（夜间尤甚），腰酸腿软，腹冷便溏，四肢不温，六脉沉缓。

［诊断］滑胎。

［辨证分析］根据症状分析，证属肾阳不足，命火虚衰，脾肾阳虚之滑胎。由于孕后肾气愈虚，脾气更弱，气虚冲任不固，因而胎无所依而堕之。

［治法］温肾益阳，健脾渗湿安胎。

［方药］熟地15g，山药15g，五味子10g，菟丝子15g，巴戟天15g，补骨脂15g，杜仲15g，赤石脂20g，续断15g，桑寄生15g。水煎服数剂。

半月后再诊，诸症悉减，神情如常，脉象弦缓。知其脾气益生，肾气渐复，仍以原方加人参 10g，白术 15g，鹿角胶 15g，以健脾益肾，并嘱其以此方配制丸药久服。

2 个月后该患者来诊，经水已经 50 余日未来，常感头眩，呃逆，倦怠。其脉滑，尺部尤甚，尿妊娠试验（＋），知其胎孕无疑。嘱其照前方每周服 2 剂，连服 3 个月，注意调饮食，适寒温，勿过劳，并告严禁房事。

1974 年 4 月产下一男婴，母子安然无恙。1976 年又生一子。

按语：该患证属肾阳不足，命火虚衰，孕后肾气愈虚，冲任不固，胎失所系故而屡孕屡堕。详辨其证后，予以温肾益阳，健脾渗湿，固冲安胎之药，方中用巴戟天、菟丝子、补骨脂、赤石脂等助肾气，温补肾阳；杜仲、川断、寄生补肝肾而安胎；以人参、白术、山药、鹿角胶、地黄等气血双补，使肾气旺盛，阳气复发，冲任充盈，胎自安矣。

案二 赵某，40 岁，某部队干部家属。1972 年 10 月 5 日初诊。

[病史] 患者 15 年前怀孕 50 天，因随军来哈不便，行人流术。术后调养不当，经常头晕，腰酸，疲劳，自用肾气丸等药。以后十几年中，先后怀孕 5 次，都在 3 个月左右无任何缘故而发生自然流产，已不想生育，却又怀孕，现停经 47 天，尿妊娠试验阳性。经亲友劝说又动保胎之念，故求医治之。问其现症，腰痛如折，头晕目眩，视物不清，手足心热，夜晚加重，大便 2～3 日一次，略干。舌淡红，脉细。

[诊断] 滑胎。

[辨证分析] 肾精不足，阴虚内热，扰动胎元所致。

[治法] 清虚热，兼补肾气，固冲安胎。

[方药] 熟地黄 20g，生地黄 20g，白芍 20g，枸杞子 20g，何首乌 15g，阿胶（烊化）15g，银柴胡 20g，地骨皮 20g，青蒿 15g，狗脊 20g，续断 20g，龟甲 15g。7 剂，水煎服，每日 1 剂，早晚分服。

二诊：1 周后腰痛、手足心热有所缓解，大便 1～2 天一行，不干。余症仍见，舌脉如前。嘱患者多食水果、蔬菜清淡之品，忌食辛辣，尽量减少活动，并要保持心情舒畅。拟方如下。

熟地黄 20g，生地黄 20g，白芍 20g，枸杞子 20g，何首乌 15g，阿胶（烊化）15g，银柴胡 20g，地骨皮 20g，青蒿 15g，狗脊 20g，续断 20g，龟甲 15g，决明子 20g，菊花 20g。水煎服，每日 1 剂，早晚分服。

11 月 6 日三诊：自述头晕目眩、视物不清基本消失，唯觉周身无力，腰酸，脉滑而细。知其热势已去，正气不足为之。拟方如下。

熟地黄 20g，生地黄 20g，白芍 20g，枸杞子 20g，何首乌 15g，阿胶（烊化）15g，地骨皮 20g，狗脊 20g，续断 20g，龟甲 15g，决明子 20g，菊花 20g，黄芪 25g，杜仲 20g，桑寄生 20g。水煎服，每日 1 剂，早晚分服。

11 月 29 日四诊：患者在家人陪同下来院就诊，现已停经 3 个半月，诸症悉除，近日出现乳胀，切其脉象滑而有力。建议进行超声检查，结果提示：宫内见胎动，胎心良好。全家甚是喜悦。嘱其再服汤药 10 剂，而后用保胎丸，每日 3 次，每次 1 丸，连服 1 个月，方可保其无恙。

1973 年 5 月 26 日剖宫产下一女婴，母儿平安。

按语：此案属婚后数堕胎者。屡孕屡堕使肾气大伤，阴血大亏。胎儿居于母体全赖气以载之，血以荫之，气阴两伤，胎无所生则堕矣。该患初诊时，虽以肾虚为本，但见阴虚血热为急，热既可煎烁津液，又可扰动血室伤及胎元。故以清虚热为先，兼以补肾固冲安胎。三诊时，热势已去，唯正气不足，则减去清虚热之青蒿、银柴胡，加重了补肾益气安胎之力。《景岳全书·妇人规》言："凡妊娠之数见堕胎者，必以气脉亏损而然……况妇人肾以系胞，而腰为肾之府，故胎妊之妇，最虑腰痛，痛甚则坠，不可不防。"这既指出了腰痛的病因，也充分说明了妊娠与肾之间的密切关系。韩老强调临证切记勿以一方一法用于千变万化的病情，要掌握随证加减，尤其对于胎产之疾，更应慎之又慎。

案三 许某，女，29 岁，无业。1982 年 3 月初诊。

[病史] 患者停经 50 天余，近日无明显诱因出现阴道少量下血，色泽淡红，质稀，同时小腹有坠痛感，婚后曾出现过 4 次自然流产，多发生于妊娠 2～3 个月。就诊时患者精神比较紧张，面色㿠白，语声低微，倦怠乏力，头晕，厌食，时有恶心、呕吐；舌淡润，苔白滑，诊其脉滑而无力。

[实验室检查] 尿妊娠试验阳性。

[诊断] 滑胎，胎动不安。

[辨证分析] 气血虚弱，冲任不固所致。

[治法] 益气养血，固冲安胎。

[方药] 人参 10g，白术 15g，黄芪 20g，熟地黄 20g，白芍 20g，阿胶

15g，竹茹 15g，升麻 10g，续断 20g，菟丝子 15g，煅牡蛎 20g，炒地榆 30g。7
剂，水煎服，每日 1 剂，早晚分服。并嘱患者绝对卧床休息。

二诊：患者阴道出血于服药第五天停止，余症减轻，因患者精神过度紧
张，致睡眠欠佳，梦多易醒。嘱咐家人做其思想工作，减轻患者紧张情绪。
拟方如下。

人参 10g，白术 15g，黄芪 20g，熟地黄 20g，白芍 20g，阿胶 15g，竹茹
15g，升麻 10g，续断 20g，菟丝子 15g，煅牡蛎 20g，酸枣仁 15g，珍珠母 15g。
7 剂，水煎服，每日 1 剂，早晚分服。

三诊：患者精神状态明显好转，睡眠稍稳，身体略感倦怠，脉较前有力。
拟方如下。

人参 10g，白术 15g，黄芪 20g，熟地黄 20g，白芍 20g，阿胶 15g，竹茹
15g，升麻 10g，续断 20g，菟丝子 15g，煅牡蛎 20g，酸枣仁 15g，合欢花 15g。
15 剂，水煎服，隔日服 1 剂，早晚分服。

该患者于当年 11 月在本院正常产下一男婴，母子健康，合家欢喜。

按语：患者因反复流产而致体内气血两虚，中气下陷，气虚胎失所载，
血虚胎失所荫，冲任不固而致屡孕屡堕，正如丹溪所云："阳施阴化，胎孕乃
成，血气虚乏，不足以荣养其胎，则自堕，譬如枝枯而果落，藤萎则花坠。"
"血从阳化色正红"，因气虚不化，则血色浅淡；气血不足不能上荣于面，则
面色㿠白；中气不足，故头晕，语声低微，倦怠乏力；胞脉失养，则小腹坠
痛；舌脉均为气血两虚之征。治以四君补气，四物养血，配黄芪、阿胶助补
气养血之力，因其屡孕屡堕故而加升麻，取其升提、补益中气之意。方证相
合，而获全效。

第五节　子　肿

于妊娠中晚期，肢体面目发生肿胀者，称子肿。如在妊娠 7~8 个月后，
只是脚部轻度浮肿，无其他不适者，为妊娠晚期常见现象，可不必治疗，产
后自消。

发病的原因主要是由于脏腑生理功能失常，致使体内阴阳气血互不协调。
在临床所见由肺、脾、肾三脏的生理功能失调引起肿胀居多，而心、肝两脏

之病变较为少见。

心主血脉，心病则血循不畅而引起血分为病，其胀青筋显露，心烦如狂，小便自利。肝主疏泄，肝病则疏泄失职而引起气分为病，其胀按之不陷，胸胁满，小便自利。脾主运化，脾病则水湿不化而引起水湿为病，其胀按之不甚陷，腹胀，小便自利。肺主气机，肺病则肃降失常而引起水分为病，其胀按之如泥陷，喘满，小便不利。肾主五液，肾病则水道不利而引起水分为病，其胀按之如泥陷，阴部肿，小便不利。

治疗采取"治病与安胎并举"的原则。区分属气、属血、属水。如病在气分，则调肝理气，健脾渗湿；病在血分，则养心通络，少佐利尿；病在水分，则宣肺益肾利尿。慎用温燥、寒凉、通络利尿之药，以免伤胎。若水肿明显，需适当休息，必要时需要住院治疗，并进低盐饮食。

《医宗金鉴·妇科心法要诀》云："头面遍身浮肿，小便短少者，属水气为病，名曰子肿。自膝至足肿、小水长者，属湿气为病，故名曰子气。遍身俱肿、腹胀而喘在六七个月者，名曰子满。但两脚肿而肤厚者，属湿，名曰皱脚。肤薄者，属水，名曰脆脚。"沈尧封云："肾者胃之关也，或关门不利，因而聚水，或脾不能散精行肺，或肺不能水精四布，此有形之水病也。又腹中增一物，则大气升降之道窒塞，此无形之气病也。病在有形之水，其症必皮薄色白而亮。病在无形之气，其症必皮厚色不变……更有痰滞之症，痰虽水类，然凝聚质厚，不能遍及皮肤，唯壅滞气道，使气不宣通，亦能做肿。"

【辨证论治】

（一）脾虚

[症状] 妊娠数月而面目及肢体浮肿，腹胀，便溏，体倦，四肢不温，饮食减少，语言无力，面色萎黄。舌质淡润，苔白滑，脉象滑缓无力。

[治法] 健脾渗湿，行水消肿。

[基础方药] 六君子汤（《太平惠民和剂局方》）加减。

人参15g，白术15g，茯苓15g，陈皮15g，甘草10g。腹胀甚者，加腹皮15g，姜皮10g以温中行气；胸闷喘不得卧者，加葶苈子15g，杏仁15g以泻肺水。

（二）肾阳亏虚

[症状] 妊娠数月面浮肢肿，心悸气短，腰酸腿软，尿频，四肢不温，面色晦暗。舌质淡润苔白滑，脉象沉弱。

[治法] 温肾助阳行水。

[基础方药] 肾气丸（《金匮要略》）加减。

熟地 15g，山药 15g，泽泻 10g，茯苓 15g，山茱萸 15g，丹皮 10g，肉桂 10g。原方中附子辛热有毒，行血堕胎，妊娠期不宜使用。应加菟丝子 15g，巴戟天 15g，白术 15g，桂枝 10g 以温补肾阳，行水利尿。

[又方] 渗湿汤（韩老临床经验方）加减。

山药 15g，白术 15g，茯苓 15g，泽泻 15g，枸杞子 15g，菟丝子 15g，巴戟天 15g，鹿角胶 15g，补骨脂 15g，陈皮 15g，甘草 10g，黄芪 20g，桂枝 15g。肿甚者，加大腹皮 15g；脚肿者，加防己 15g。

（三）气滞

[症状] 妊娠三四月以上，下肢及两足浮肿，皮色苍厚不变，胸胁胀满，气逆喘促不得卧，头眩，心烦，多怒，面色晦滞。舌苔厚腻，脉象弦滑。

[治法] 理气化痰行水。

[基础方药] 天仙藤散（《妇人大全良方》）加减。

天仙藤 15g，香附 15g，陈皮 15g，甘草 10g，乌药 10g，紫苏 10g，木瓜 10g，生姜 5g。加枳壳 15g，大腹皮 15g 以行气消肿。

【临证验案】

案一 韩某，女，27 岁，医务工作者。1977 年 6 月初诊。

[病史] 该患者身怀有孕 6 个月余，自述 1 个月前出现下肢及头面浮肿，逐渐加重，双足难以入鞋，晚上两足有胀裂感。经全身检查血压、尿常规、生化指标均未发现明显异常。问其是否喜欢咸食，饮水多少，小便如何，曰：平素腰酸腿软，喜淡食，饮水不多，小便亦不多，一昼夜仅 2~3 次，且排出量少，四肢不温，带下清稀。舌质淡润，脉滑缓。

[诊断] 妊娠肿胀。

［辨证分析］肾阳不足，膀胱气化失职，水湿不运，溢于肌肤所致。

［治法］温肾助阳，健脾渗湿安胎。

［方药］巴戟天 20g，菟丝子 20g，桂枝 10g，黄芪 20g，山药 20g，白术 20g，茯苓 20g，泽泻 10g，陈皮 15g，防己 15g，甘草 5g。7 剂。

二诊：服药一周后再诊，患者浮肿明显消失，手足稍温，小便较前增多，唯腰痛乏力不减，舌质如前，脉滑略有力。拟方如下。

山药 20g，白术 20g，茯苓 20g，泽泻 10g，巴戟天 20g，菟丝子 20g，桂枝 10g，黄芪 20g，陈皮 15g，防己 15g，杜仲 20g，续断 20g，怀牛膝 15g，甘草 5g。7 剂。

按语：妊娠肿胀相当于西医学的妊娠高血压综合征、妊娠水肿等病。《素问·水热穴论篇》言："其本在肾，其末在肺，皆积水也。"本病发生的根本在于脾肾两虚，而病理因素在于水湿，属本虚标实之证也，治疗时应先祛湿以解母病之苦，后勿忘健脾益肾以治本除湿。用药时"治病与安胎并举"，温肾健脾，化湿消肿，祛邪而又顾护胎元，同时注意"衰其大半而止"，避免攻下逐水伤及胎元，或伐脾伤阴。

水湿泛溢肌肤妊娠肿胀为一些疾病所共有的症状，如妊娠并发肾炎、心脏病、贫血、葡萄胎、糖尿病及妊娠高血压综合征等。为了不延误诊治，保全母亲与胎儿，必须详细了解病史，结合相关的辅助检查，明确原因，潜方用药，严密观察病情，做好产前检查是十分必要的，另外加强营养、适当休息对本病的预后也有一定意义。

案二 赵某，27 岁，已婚。1986 年 8 月 9 日初诊。

［病史］妊娠 4 个月，肢体肿胀，足跗尤甚，皮色如常，按之即起，胸闷胁胀，舌苔腻，脉弦滑。血压正常。尿蛋白（－），白细胞 3～8 个/HP。

［诊断］妊娠肿胀。

［辨证分析］素性肝郁，妊娠胎阻，气机升降失司，脾失健运，水湿留滞而成。

［治法］疏肝理气，消肿安胎。

［方药］天仙藤 15g，香附 15g，白芍 20g，茯苓 20g，柴胡 15g，白术 15g，防己 15g，生姜皮 5g，生甘草 5g。4 剂，水煎服，每日服 1 剂。

二诊：服药 4 剂后诸症见轻，唯两足跗肿未全消失，舌正常，脉弦滑略数。拟方如下。

白芍 20g，白术 15g，茯苓 20g，柴胡 15g，陈皮 15g，天仙藤 15g，香附 15g，防己 15g，生甘草 5g。

按语：妊娠肿胀一病，根据病因病机不同，临床症状各有差异，故前人分别命名为"子肿""子气""子满""皱脚""脆脚"称之，实则以上证候均可归纳为子肿。本病案因郁怒伤肝，气机不利，升降失常，浊阴下聚而致足跗肢肿。其皮色不变，按之即起说明病在气分，非水气泛溢，正如《女科要旨》所言："子气者，病在气而不在水，气滞而足面肿、喘闷烦食。"关于其病机，《济阴纲目·胎前门》谓"子气者，因子而肝脾气阻，土遂不能治水"，由此而立疏郁理气，行水消肿之法，使气道得以宣通，水湿得以正常排泄，则肿胀自消。

第六节　子　烦

妊娠期间，烦闷不安，抑郁不乐，或烦躁易怒者，称为子烦，亦名"妊娠心烦"。

本病相当于西医学的妊娠期焦虑、妊娠期抑郁，并且可以引起妊娠期失眠，多见于初产妇及精神敏感者。

发生子烦的主要机制是火热乘心。《妇人大全良方·卷之十三》云："夫妊娠而子烦者，是肺脏虚热乘于心，则心烦。停痰积饮在心胸之间，或冲于心，亦烦也。若有痰饮而烦者，呕吐涎沫，恶闻食气，烦躁不安也。大抵妊娠之人，既停痰积饮，又虚热相搏气郁不舒；或烦躁，或呕吐涎沫，剧则胎动不安，均谓之子烦也。"单养贤曰："是心肺虚热，或痰积于胸，若三四月而烦者，但热而已，若痰饮而烦者，吐涎恶食烦躁不安也。"常见病因有阴虚、痰火、肝郁。阴虚者，多烦而不满；痰火者，多胸中痞满；肝郁者，多两胁胀痛。

治宜养阴，涤痰，疏肝，清热除烦。

【辨证论治】

（一）阴虚火旺

[症状] 妊娠心中烦闷，坐卧不宁，午后潮热，手足心热，口干咽燥，渴不多饮，小溲短黄。舌红，苔少或苔薄黄而干，脉细数而滑。

[治法] 养阴清热除烦。

[基础方药] 人参麦冬散（《妇人秘科》）加减。

人参3g，麦冬15g，茯苓15g，黄芩15g，知母20g，生地黄20g，炙甘草10g，竹茹15g。心惊胆怯者，酌加石决明15g，龙齿15g安神定志；头晕胀痛者，酌加钩藤15g，葛根15g以平肝息风。

[又方] 养阴除烦汤（韩老临床经验方）。

知母15g，麦冬15g，黄芩15g，生地15g，白芍15g，茯苓15g，竹茹15g，淡豆豉15g，石菖蒲15g。

（二）痰火内蕴

[症状] 妊娠烦闷不安，甚则心悸胆怯，头晕目眩，胸脘满闷，恶心呕吐痰涎。苔黄而腻，脉滑数。

[治法] 清热涤痰除烦。

[基础方药] 竹沥汤（《备急千金要方》）加减。

竹沥10g，麦冬15g，黄芩15g，茯苓20g，防风10g。痰黄稠者，去防风，酌加浙贝母15g，前胡10g，瓜蒌10g清热化痰；呕吐甚者，酌加半夏15g，枇杷叶10g，藿香10g和胃降逆止呕。

[又方] 清热除烦汤（韩老临床经验方）加减。

竹茹15g，陈皮15g，茯苓15g，麦冬10g，竹沥15g，黄芩15g，知母15g。加栀子15g，莲子心15g。

（三）肝经郁火

[症状] 妊娠烦闷不安，或烦躁易怒，头晕目眩，口苦咽干，两胁胀痛，常欲太息。舌红，苔薄黄，脉弦数而滑。

[治法] 疏肝清热除烦。

[基础方药] 丹栀逍遥散（《女科撮要》）加减。

牡丹皮 15g，栀子 15g，白芍 15g，柴胡 10g，茯苓 15g，白术 15g，甘草 10g，黄芩 10g，竹茹 10g。去当归；加黄芩、竹茹。头晕目眩者，加钩藤 15g，菊花 15g，夏枯草 15g 清热平肝；胸胁痛者，加川楝子 15g，郁金 15g 疏肝解郁，理气止痛。

[又方] 调肝理气汤（韩老临床经验方）。

当归 15g，白芍 15g，柴胡 10g，茯苓 15g，白术 15g，丹皮 15g，香附 15g，瓜蒌 10g，怀牛膝 10g，川楝子 15g，王不留行 15g，通草 10g，甘草 5g。

【临证验案】

张某，女，30 岁，自由工作者。1983 年 5 月初诊。

[病史] 妊娠 5 个月余，心中烦闷，坐卧不安，渐至加重，甚或怒则若狂。平素失眠多梦，手足心热，口干，小便短赤。舌尖红赤，舌体小，苔花剥，脉细数而滑。18 岁月经初潮，孕 1 产 0。

[诊断] 子烦。

[辨证分析] 素体阴血不足，孕后精血下注冲任养胎，阴血愈虚，阴虚生热，热邪上扰于心所致。

[治法] 养阴清热，宁心除烦。

[方药] 知母 15g，麦冬 15g，生地黄 20g，白芍 15g，竹叶 15g，淡豆豉 10g，石菖蒲 10g，栀子 10g，酸枣仁 10g。5 剂，水煎服，每日 1 剂，早晚分服。

二诊：服药后，烦躁大减，其余诸症减轻，避免余热复燃。继守原方加减。

生地黄 15g，熟地 15g，白芍 15g，五味子 10g，麦冬 15g，知母 15g，豆豉 10g，石菖蒲 10g，栀子 10g，酸枣仁 10g，生甘草 5g。

服 1 周，诸症消失。

按语：古人认为烦多由胸中热而不安，属阳，《医学心悟·子烦》谓："孕四月，受少阴君火以养精；六月，受少阳相火以养气。子烦之证，大率由此。"本案患者素体阴虚已久，孕后阴血益虚，心火偏亢，热扰心神而致心烦，诚如古言"胎气有热而不安者，其证必多烦热，或渴或燥"。治疗上首先要考虑以滋阴降火为主，切忌苦寒伤阴之药，以免重伤阴液。临证中运用养阴除烦汤，方中生地黄滋肾阴，济心火；麦冬养阴润燥，生津除烦；知母、栀子滋阴泻火，清心除烦；酸枣仁宁心安神；竹叶清热泻火，生津利尿，使热邪从尿而出。诸药配伍，使阴液得增，虚阳得敛，心神得宁，病瘥而愈。

第七节 子 悬

子悬是指妊娠胸胁胀满，甚或喘急，烦躁不安者，又称胎上逼心。本病相当于西医的妊娠高血压综合征（轻者似妊娠期高血压，重者似先兆子痫），或妊娠合并原发性高血压病引起的眩晕。

其发病的主要机制是阴虚阳亢，或痰火上扰。陈良甫说："妊娠至四五月来，君相二火养胎，平素养热，故胎热上逆，上凑心胸，腹满痞闷，名曰子悬。"《女科证治约旨》明确指出本病的病因为"肝火上升，内风扰动"或"痰涎上涌"。

治疗以平肝潜阳为主，或佐以滋阴潜降，或理气化痰，或益气养血等法分别治之。忌用辛散温燥之品，以免重伤其阴反助风火之邪。

【辨证论治】

（一）痰火

[症状] 妊娠头眩，心烦，胆怯，胸胁胀满，气逆，呕吐痰涎，大便不爽，小便混浊。舌苔黄腻，脉象弦缓而滑。

[治法] 健脾清热涤痰。

[基础方药] 清热除烦汤（韩老临床经验方）。

竹茹 15g，陈皮 15g，枳实 10g，茯苓 15g，麦冬 15g，竹沥 15g，黄芩 15g，知母 15g，石菖蒲 15g。

（二）肝肾阴虚

[症状] 妊娠中晚期，头目眩晕，视物模糊，心中烦闷，颧赤唇红，口燥咽干，手足心热。舌红，苔少，脉弦细数。

[治法] 滋补肝肾，育阴潜阳。

[基础方药] 杞菊地黄丸（《麻疹全书》）加减。

枸杞子 15g，菊花 15g，熟地黄 15g，山药 15g，山茱萸 15g，泽泻 10g，茯苓 15g，牡丹皮 10g，龟甲 15g，牡蛎 15g，石决明 15g。加龟甲、牡蛎、石决明。热甚者，加羚羊角丝、知母、黄柏以滋阴清热而泻火；口苦心烦者，加黄芩、竹茹清热除烦；眩晕昏仆者，酌加钩藤、天麻镇肝息风。

[又方] 养阴除烦汤（韩老临床经验方）。

知母 15g，麦冬 10g，黄芩 15g，生地 15g，白芍 15g，茯苓 15g，竹茹 15g，豆豉 15g，石菖蒲 10g。欲动风者，加钩藤 15g，石决明 15g 以平肝潜阳息风。

（三）气郁痰滞

[症状] 妊娠中晚期，头晕目眩，胸闷心烦，两胁胀痛，呕逆泛恶，时吐痰涎，面浮肢肿，倦怠嗜卧，甚则视物昏花，不能直立。苔白腻，脉弦滑而缓。

[治法] 理气健脾，化痰息风。

[基础方药] 半夏白术天麻汤（《医学心悟》）加减。

半夏 15g，白术 15g，天麻 10g，茯苓 10g，橘红 10g，甘草 10g，蔓荆子 10g，大枣 3 枚。头痛甚者加钩藤、白僵蚕祛风止痛。

[又方] 清痰四物汤（《女科秘诀大全》）。

熟地黄 15g，白芍 15g，川芎 10g，当归 10g，黄芩 15g，半夏 10g，陈皮 10g，白术 15g，黄连 10g。

（四）气血虚弱

[症状] 妊娠中晚期，头晕眼花，心悸健忘，少寐多梦，神疲乏力，气短懒言，面色苍白或萎黄。舌淡，脉细弱。

[治法] 益气养血。

[基础方药] 八珍汤（《正体类要》）加减。

人参 6g，茯苓 15g，白术 15g，甘草 10g，熟地黄 15g，当归 15g，白芍 15g，川芎 15g。头晕眼花甚者，加菊花、枸杞子、蔓荆子养血平肝；心悸，健忘，少寐者，加远志、酸枣仁、桂圆以养心益气安神。

　　[又方] 益气养荣汤（韩老临床经验方）。

　　人参 10g，黄芪 15g，白术 10g，茯苓 15g，陈皮 10g，香附 15g，当归 15g，川芎 15g，熟地 15g，白芍 15g，桔梗 15g，甘草 10g。头晕头痛者加阿胶、何首乌、枸杞子、鸡血藤补血养血，活络止痛。

第八节　子　痫

　　妊妇六七个月以后常感头眩头痛，心烦，或突然昏仆不识人，四肢抽搐，牙关紧闭，口吐涎沫，两目直视，须臾自醒，良久发作，此为风痉又称"子冒"。

　　本病相当于西医学中的妊娠高血压综合征，是产科危急重症，甚者可致孕妇和胎儿死亡。重视孕期检查，对预防子痫的发生和早期治疗具有重要的意义。

　　子痫的发病原因主要为平素阴虚，妊后阴血愈虚，肝失濡养，肝风内动；痰火壅滞心包，上犯神明，致使升降失常。

　　沈尧封曰："妊妇卒倒不语，或口眼㖞斜，或手足瘛疭，皆名中风。……古来皆作风治，不知卒倒不语，病名为厥，阴虚失纳，孤阳逆上之谓。口眼㖞斜，手足瘛疭，或因痰滞经络，或因阴亏不吸，肝阳内风暴动。"

　　治疗以清肝息风、安神定痉为主。由于病情危重，应中西医结合进行治疗。

【辨证论治】

（一）肝风内动

　　[症状] 妊娠六七个月以后常感头目眩晕，心烦不宁，面目及四肢轻度浮肿，或四肢拘急，手足心热，面红颧赤。舌干红无苔，脉象弦数劲急。甚者卒然昏倒，不省人事，四肢抽搐，牙关紧闭，口流涎沫，戴眼反折，良久不省。此属危候之症。

　　[治法] 育阴潜阳，镇肝息风涤痰。

　　[基础方药] 钩藤汤（《妇人大全良方》）和三甲复脉汤（《温病条辨》）。

钩藤15g，当归15g，茯神15g，桑寄生15g，桔梗15g，生龟甲20g，生牡蛎20g，生鳖甲20g，龙齿15g，生地15g，沙参15g，麦冬15g，阿胶（烊化）15g，白芍15g，羚羊角5g。

（二）痰火

[症状] 头目眩晕，心烦心悸，胸胁胀满，时吐痰涎，面红唇焦，或卒然昏倒，不省人事。舌赤苔黄腻，脉象弦滑而缓。

[治法] 清热涤痰，镇静安神。

[基础方药] 清热除烦汤加减（韩老临床经验方）。

竹茹15g，陈皮15g，枳实10g，茯苓15g，麦冬15g，竹沥15g，黄芩15g，知母15g，石菖蒲15g，石决明20g。

【临证验案】

案一 胡某，30岁，哈尔滨某厂工人。1975年10月7日初诊。

[病史] 患者身怀六甲7月有余，一月前出现头晕目眩，逐渐加重，近日益甚，颜面胀红，全身肿胀，下肢浮肿较甚，双足难以入鞋，夜卧难眠，大便干燥。去西医院诊治，确诊为"妊娠中毒症"随即收住院，患者本人拒之。故来我院求于中医诊治。刻下病情较为严重，遂即向患者及家属交代病情的危重性，建议入院观察治疗，更为妥善，防止发生意外。但患者还是坚持不允。有高血压病家族史。

[查体] 血压190/135mmHg。面色紫红，语声高亢，舌质干红，脉弦滑有力。膝关节以下浮肿。

[实验室检查] 尿蛋白（＋＋）。

[诊断] 子痫。

[治法] 清热凉血，平肝潜阳，固冲安胎之法。

[方药] 羚羊角（单煎频饮）3g，龟甲20g，钩藤20g，牡蛎20g，生地20g，当归15g，白芍20g，黄芩15g，茯苓20g，大腹皮10g，黄芪30g，生甘草5g。3剂，水煎服，日1剂，早晚分服。

二诊：患者面色紫红明显减轻，自述头晕、全身肿胀、睡眠均有改善。双足浮肿消退不明显。舌红少苔，脉弦滑略数。血压160/128mmHg，尿蛋白

（＋）。病情有所缓解，继守上方加汉防己15g，以增强利水消肿的作用。令其再服5剂。

10月16日三诊：服上药后，果然足肿大消，大便通调，血压125/90mmHg，蛋白尿（±）。韩老深知该病起因是阴血不足而为之，其晕乃阳亢所为，其肿乃脾肾两虚，水湿泛溢之故。故遵古训"衰其大半而止"的治疗原则，将上方进行调整。立法滋补肝肾，平肝养血，固冲安胎。拟方如下。

生地、熟地、山茱萸、续断、桑寄生、阿胶、女贞子、白芍、龟甲、羚羊角。7剂，服法同前。以资巩固病情。

10月25日四诊：患者血压平稳，尿蛋白完全消失，神清梦稳，无疾之感。舌质正常，苔薄，六脉滑利。嘱其停药，控制情绪，避免激动，忌酒类辛辣食物，可保无虞。

1975年12月19日顺产一女婴，母婴健康。

按语：方中羚羊角入肝、肺两经，清热凉血；钩藤平肝清热、息风定惊，二药相伍治疗热之极而引起的惊风抽搐。龟甲、牡蛎，平肝潜阳，益肾健骨，养血补心，重镇安神。《本草备要》曰：龟甲"补心益肾，滋阴资智，治阴血不足，劳热骨蒸，腰脚酸痛……阴虚血弱之症"。生地、当归、白芍清热凉血，养血敛阴。茯苓、大腹皮、黄芪补中益气，行气宽中，淡渗利水，行水消肿。黄芩、生甘草清热泻火，凉血安胎。全方配伍共奏滋阴清热，平肝潜阳，利水消肿，安胎之效。《本草拾遗》记载：防己"主水气，……宣通"。《本草求真》曰："防己，辛苦大寒，……善走下行，长于除湿。"

案二 晋某，女，31岁，本院职工胞妹。1976年5月3日初诊。

[病史] 患者婚后自然流产2次，现妊娠36周余，近1周头痛眩晕，如立舟车，视物不清，心烦不宁，口干，手足心热，今晨突然神志不清，四肢抽搐，牙关紧咬，少许自还。舌红绛，无苔，脉弦滑有力。

[查体] 血压210/170mmHg，无蛋白尿，下肢轻度浮肿。

[诊断] 子痫。

[辨证分析] 诊其舌脉，该患是素体阴虚，肝阳偏亢，肝风内动而致子痫。

[治法] 滋阴清热，平肝潜阳。

[方药] 生地20g，牛膝15g，石决明20g，牡蛎25g，龟甲20g，白芍

20g，甘菊15g，钩藤15g，黄芩15g，木贼20g，杜仲20g，山茱萸20g，麦冬15g。3剂，水煎服，日一剂，早晚分服。羚羊角5g，单煎，频服。

二诊：服药后自觉诸症减轻，近两日未出现抽搐现象，查血压180/145mmHg，舌质红润，脉弦滑。继守上方去麦冬，加桑叶以增强清肝泻热之力，加女贞子以滋补肝肾，养阴明目。再服4剂。

5日后再诊：诸症消失，血压135/90mmHg，接近平时血压，舌质正常，脉象滑利。告知停服汤剂，续用杞菊地黄丸一周，以巩固疗效。

5月22日自觉有动产迹象，家属考虑患者属于大龄产妇，为确保安全，选择行剖宫产术，产下一男婴，母子平安。

按语： 本案患者婚后2次流产，致肾精匮乏，当孕期阴血下聚，体内阴血不足之时，阳气易亢，故头痛眩晕；目得血能视，精亏血少，则视物不清；阴虚生内热，热邪上扰神明，则心烦不宁；肝风内动，风火相煽，则神志不清，时而抽搐；舌脉均为阴虚阳亢之征象。此症症情危急，《医学心悟·子痫》谓"其症最暴且急，……此症必须速愈为善，若频发无休，非唯胎妊骤下，将见气血随胎涣散，母命亦难保全"，故投以大量滋阴清热，平肝潜阳之药。方中生地黄、黄芩、甘菊、麦冬、白芍滋阴清热，凉血安胎，兼以祛风明目；石决明、木贼益肝肾，平肝潜阳，清肝明目，退目翳；牡蛎、龟甲滋阴补血，平肝潜阳，重镇安神；钩藤清肝热，息风，止抽搐；杜仲、山茱萸、牛膝补肝肾，强腰膝，且能安胎。以上药物无一虚发，故而药到病除。

第九节　子　淋

妊妇小便频数，勤出无度，尿道热痛，此为子淋。

子淋发生的主要机制是膀胱郁热，气化失司。其因有素体阴虚内热，虚热灼伤津液，致使小便短少，勤出无度，尿道灼痛；有肝经郁热，心火内炽，热移膀胱，灼伤津液，而致小便淋痛；有热伤阴络而尿血淋血。

《沈氏女科辑要笺正》云："小便频数，不爽且痛，乃谓之淋。妊妇得此，是阴虚热炽，津液耗伤者为多，不比寻常淋痛，皆由膀胱湿热郁结也。故非一味苦寒胜湿，淡渗利水可治。"又云："小溲淋闭而兼心烦闷乱，是热盛于上，水源枯涸，非仅胞中之病。"

治疗以清润为主，不宜过于通利，以免损伤胎元。必予通利者，应佐以固肾安胎之品。

【辨证论治】

(一) 阴虚

[症状] 妊娠后小便频数，勤出无度，尿道热痛，心烦不宁，或因热伤脬脉而致淋血，手足心热，口干不欲饮，面红颧赤，脉象弦细数。

[治法] 养阴润肺，生津通淋。

[基础方药] 加味子淋方（韩老临床经验方）加减。

生地 15g，阿胶（烊化）15g，黄芩 15g，黑栀子 10g，木通 10g，甘草 10g。加知母 15g，玄参 15g，地骨皮 15g，麦冬 15g 以养阴清相火。

[又方] 知柏地黄汤（《小儿药证直诀》）加减。

生地 15g，丹皮 15g，茯苓 15g，泽泻 10g，山茱萸 15g，山药 10g，知母 15g，黄柏 10g。加麦冬 15g，竹叶 15g 以滋阴清热。

(二) 实热

[症状] 妊娠后小便频数，点滴疼痛，心烦闷乱，四肢发热，口苦饮冷，大便干燥，面红唇焦。舌苔黄燥，脉象弦洪而数。

[治法] 清热利尿。

[基础方药] 导赤散（《小儿药证直诀》）。

生地 15g，木通 10g，竹叶 15g，甘草 10g。加黄芩 15g，栀子 15g 以清热通淋；有血尿者，加小蓟 20g 以清热止血。

【临证验案】

赵某，女，26 岁。1986 年 7 月初诊。

[病史] 该患妊娠 4 个月，5 天前出现尿频、尿急、尿痛等症状。尿色深黄，伴面红心烦，口渴喜冷饮，大便干燥；面红舌红，苔黄燥，脉滑数。

[辨证分析] 患者素体阳盛，心火偏亢，孕后阴血虚不能敛阳，虚火移小肠，传入膀胱，故致尿频、尿急、尿痛。

[诊断] 子淋。

[治法] 清热利湿，佐以养阴安胎。

[方药] 生地 20g，竹叶 10g，黄芩 15g，栀子 15g，通草 15g，白茅根 15g，莲子心 15g，麦冬 15g，五味子 15g。7 剂，每日 1 剂，水煎，早晚温服。忌食辛辣之品。

服药后诸症全消，复查尿常规正常。

按语： 韩老认为治疗此病，应谨遵急则治标，缓则治本的原则，中病即止，攻补一体，以防过利伤胎之弊。以清热利湿，养阴安胎为法，方中生地、麦冬、五味子皆为养阴扶正之品；栀子、白茅根凉血止血；莲子心、黄芩、竹叶、通草清热泻火，利水通淋，全方治病而不伤胎，故药入病除。

第十节　妊娠小便不通

妊娠七八月后小便不通或点滴难出，尿道无痛，心烦，小腹胀甚，此为妊娠小便不通，又称"转胞"。

妊娠小便不通，发病原因是平素脾胃虚弱，中气下陷，胎无所载，膀胱受迫；或肾阳不足，命火虚衰，膀胱不化，津液不行。

《素问·宣明五气篇》曰"膀胱不利为癃，不约为遗溺。"《类证治裁·闭遗溺》曰"膀胱仅主藏溺，主出溺者，三焦气化耳。"《沈氏女科辑要笺正》云："转胞亦是小溲频数，不能畅达，但不必热，不必痛，则胎长而压塞膀胱之路，府气不得自如。"又云："转胞一证，因胎大压住膀胱，或因气虚不能举膀胱之底。"

治疗以补气升清、温补肾阳、活血化瘀等为主。

【辨证论治】

（一）气虚

[症状] 妊娠六七月后小便不通或点滴难出，昼夜勤出无度，尿道无痛，小腹胀痛，头眩气短，心烦不宁，精神不振，面色㿠白，脉虚滑而缓。

[治法] 补中益气升陷。

[基础方药] 补中益气汤 (《脾胃论》) 加减。

黄芪 15g, 白术 15g, 陈皮 10g, 升麻 10g, 柴胡 10g, 当归 15g, 人参 15g, 甘草 10g。加茯苓 15g 以行膀胱蓄水。

(二) 肾阳亏虚

[症状] 妊娠后小便频数, 点滴不出, 小腹胀痛, 心烦不宁, 腰酸腿软, 四肢不温, 头眩健忘, 面色晦暗。唇舌淡润, 苔白滑, 脉象沉弱。

[治法] 补肾温阳行水。

[基础方药] 肾气丸 (《金匮要略》) 加减。

熟地 15g, 山药 15g, 泽泻 10g, 茯苓 15g, 山茱萸 15g, 丹皮 10g, 附子 10g, 肉桂 10g。减原方中辛热有毒, 易堕胎之肉桂、附子; 加菟丝子 15g, 巴戟天 15g, 桂枝 10g 以温肾行水。

[又方] 渗湿汤 (韩老临床经验方) 加减。

山药 15g, 白术 15g, 茯苓 15g, 泽泻 15g, 枸杞子 15g, 菟丝子 15g, 巴戟天 15g, 鹿角胶 15g, 补骨脂 15g, 桂枝 15g, 陈皮 15g, 甘草 10g。加桂枝 15g 以温阳化气, 利水通溺。

【临证验案】

贾某, 女, 28 岁。1984 年 5 月初诊。

[病史] 患者妊娠 3 个月, 2 天前由于工作调动, 心情不悦, 开始小便排出不畅, 尿量逐渐减少, 现已近 1 天小便点滴不出, 小腹胀痛, 心烦不宁, 腰酸腿软, 四肢不温, 头眩健忘, 面色晦暗。唇舌淡润, 苔白滑, 脉沉缓。15 岁月经初潮, 期、量、色、质均正常。

[诊断] 妊娠小便不通。

[辨证分析] 证属肾阳不足, 命门火衰, 膀胱气化不行所致。

[治法] 温补肾阳, 化气行水。

[方药] 熟地 20g, 山茱萸 20g, 山药 20g, 茯苓 20g, 通草 15g, 车前子 15g, 桂枝 15g, 猪苓 20g。7 剂, 每日 1 剂, 水煎, 早晚温服。

急煎频服, 同时采用导尿法。

次日, 患者逐渐能自主排尿, 但量少。1 周后, 患者排尿基本正常, 继服汤药 5 剂以巩固治疗。

按语：韩老认为妊娠小便不通多为虚证，或为肾气虚，或为中气虚，治疗以益气利小便为主，兼顾安胎。同时要分清标本缓急，处理时应先给予导尿，缓解病情，以免发生意外。此外要排除泌尿系统器质性病变。

第十一节 子 喑

妊娠八九月间忽然不能发声，为子喑，又称"失喑"。

子喑发病的主要机制为胞脉受阻，肾脉不得上通，肺气不能下降，升降失常而致。

其发病原因多是由于妊妇平素体内阴虚，受孕后阴血愈虚，相火上炎，肺失清肃而致语言难出；也有因外感风热、灼伤肺阴而致咽哑语言一时难出的。

《素问·奇病论篇》曰："有人重身九月而喑之……胞之络脉绝也。胞脉者系于肾，少阴之脉贯肾系舌本，故不能言。无治也，当十月复。"

古人对此症的认识为胎儿成熟，胞脉阻塞而不能言，须待分娩后，胞脉通畅，肾气上达舌本而自能言也。

【辨证论治】

（一）阴虚

[症状] 平素咽干喉燥，心烦，口干不欲饮，手足心热，头眩耳鸣，潮热盗汗，面红颧赤，大便干，小便赤。唇红舌赤，无苔，脉象弦细数。

[治法] 养阴润肺生津。

[基础方药] 百合清肺汤（韩老临床经验方）。

百合 15g，生地 15g，白芍 15g，玄参 15g，贝母 15g，桔梗 15g，麦冬 15g，青果 15g，胖大海 15g。

（二）外感风热

[症状] 发热烦躁，喉痛咽哑，口苦咽干，渴喜冷饮，大便干，小便赤，

面红唇焦。舌苔黄燥,脉象滑数。

[治法] 清热解表。

[基础方药] 清咽解表汤(韩老临床经验方)。

黄芩15g,连翘15g,牛蒡子15g,桔梗15g,射干15g,玄参15g,板蓝根15g,金银花15g,麦冬15g,甘草5g。

第十二节 子 嗽

妊娠期间四时经常咳嗽不已,称为子嗽,亦称"妊娠咳嗽"。

其主要病机为肺失濡润,清肃失职。其因有平素肺热,偶感风寒,肺失清肃而致者;有因素体阴虚,虚火上犯肺络,肃降失常而致者;有因脾胃虚弱,运化失常,痰饮积留,升降失常而致者。

慎斋按:"咳嗽属肺病,大全主于外感寒邪,丹溪主于内伤肺燥。若立喘则分四时所感,五脏均受,有风寒火之不同,外感内伤之各别,虽不专属胎前咳嗽论,而治法无殊,总兼安胎为主也。"《医宗金鉴·妇科心法要诀》云:"妊娠咳嗽,谓之子嗽。嗽久每致伤胎。"

治疗以清热润肺,化痰止咳为治疗大法。临证时宜治病与安胎并举,降气、豁痰、滑利等碍胎药物必须慎用。

【辨证论治】

(一)外感风寒

[症状] 妊娠后偶然咳嗽,身有寒热,呼吸不利,鼻塞流涕,胸闷气粗,面色苍白两颧虚红。舌润苔薄白,脉浮滑数。

[治法] 清热解表,安胎止嗽。

[基础方药] 杏苏解表汤(韩老临床经验方)。

杏仁15g,苏叶10g,前胡15g,桔梗15g,枳壳15g,麦冬15g,桑白皮15g,茯苓15g,甘草10g,鲜姜2片为引。

(二)阴虚肺燥

[症状] 妊娠后常感干咳无痰,或吐痰不爽,咽干喉燥,气壅胸闷,甚

至咳甚带血，潮热盗汗，手足心热，小便少赤，面红颧赤。舌干红无苔，脉细数。

[治法] 养阴润肺，安胎止嗽。

[基础方药] 百合固金汤（《慎斋遗书》）加减。

百合15g，生地15g，熟地15g，玄参15g，川贝母15g，桔梗15g，麦冬15g，白芍15g，当归15g，甘草10g。如咳血者，加阿胶（烊化）15g，小蓟15g以清热养阴止血。

[又方] 清热养阴汤（韩老临床经验方）加减。

生地15g，黄芩15g，地骨皮15g，知母15g，麦冬15g，白芍15g，杜仲15g，阿胶（烊化）15g，续断15g，桑寄生15g。加百合15g，玄参15g养阴润肺止咳。

（三）脾虚痰饮

[症状] 妊娠后不断咳嗽，时吐痰涎，胸闷气促，甚至咳嗽不得卧，面色苍浮而白。舌质淡润，苔白滑，脉象滑缓。

[治法] 健脾祛痰，安胎止嗽。

[基础方药] 六君子汤（《太平惠民和剂局方》）加减。

人参10g，白术15g，茯苓15g，陈皮15g，清半夏10g，甘草10g。加桔梗15g，枳壳15g以利祛痰止嗽。

[又方] 百合散（《证治准绳》）。

百合15g，紫菀15g，川贝母15g，白芍15g，前胡15g，赤茯苓15g，桔梗15g，炙甘草10g，姜枣为引。

【临证验案】

王某，女，30岁，工人。1972年2月3日初诊。

[病史] 妊娠6个月，1个月前患咳嗽，吐痰稀薄，鼻塞声重，至今月余不止。诊见体质微弱，神志清，颜面苍浮。舌苔白滑，脉象浮紧而滑。

[诊断] 子嗽。

[辨证分析] 因体弱腠理不密，外感风寒之邪乘虚侵袭肺金，肺失清肃所致。

[治法] 散寒解表，祛痰止咳，兼以安胎。

[方药] 紫苏叶 50g，桔梗 15g，炙麻黄 10g，炙桑白皮 15g，杏仁 15g，赤茯苓 15g，天冬 15g，百合 15g，川贝母 15g，前胡 15g，党参 15g，麦冬 10g。水煎连服 3 剂。

2 月 7 日二诊：服用上药后，咳嗽鼻塞声重已减轻，脉象转为浮滑，照上方加橘红 15g，白术 15g 健脾祛痰。连服数剂，病症痊愈。

按语：肺为娇脏，司呼吸，外合皮毛，易受外邪侵袭，而引起咳嗽等症，《妇人良方》言："其嗽不已，则传于腑，妊娠病久不已，则伤胎也。"对于妊娠咳嗽，宜尽早诊治，病情迁延日久，容易伤胎，导致流产。本例妊娠咳嗽 1 个月余，根据脉症，证属外感风寒，治疗以《温病条辨》的加味桔梗汤，宣通肺气，止咳化痰。患者服药后咳嗽止，表寒皆除，病去则其胎自安。本病诊疗与内科外感咳嗽的治疗有所不同，时时要考虑到妊娠，治疗时用药要谨慎，药性要纯和，时时兼顾胎元，治病安胎并举，祛邪而不伤胎。

第十三节 子 痢

妊妇下痢脓血，或赤多白少，或白多赤少，腹痛下坠，小便不利，为子痢，又称"妊娠泻痢"。

妊娠泻痢的主要病机为湿热邪毒壅滞肠胃，阻滞气机，损伤脉络。有因贪食生冷，胃肠寒热相杂，运化失常而致者；有因气血不足，荣卫不和，外感暑湿之邪消化失职而致者。

陈良甫曰："妊娠饮食生冷，脾胃不能克化，致令心腹疼痛。若血分病，则色赤；气分病，则色白；气血俱病，则赤白相杂；若热乘大肠，血虚受患，则成血痢矣。"

慎斋按："胎前痢，亦有暑邪湿热外感致病，不可专主饮食生冷为患，但妊娠痢疾，本于脾胃不和，因而气血受病。气伤则白，血伤则赤。若守河间之法降气，后重自除，行血便脓自止。不知胎前之气果可降乎，气降则胎下坠。胎前之血果可行乎，血行则胎必堕。若多用木香以调气，多用当归以养血，此二药乃为胎前痢疾妙剂。再以四物倍白术、黄芩。丹溪所谓先托住正气以固其胎，而后顺气和血，佐以消积导滞，此治妊痢之要法也。"

【辨证论治】

(一) 胃肠湿热

[症状] 下痢脓血，腹痛肠鸣，里急后重，小便不利，心烦呃逆，不思饮食，面色浮红。舌苔微黄而腻，脉象弦滑。

[治法] 清热导滞安胎。

[基础方药] 芍药汤（《医方集解》引张洁古方）。

当归15g，白芍20g，黄芩15g，黄连15g，枳壳10g，泽泻10g，木香5g，槟榔片10g，焦山楂10g，川厚朴10g，甘草10g。

(二) 外感暑湿

[症状] 下痢黄水，腹痛肠鸣，小便不利，心烦口渴，发热恶寒，面红。舌干，苔薄白，脉象滑缓而弦。

[治法] 清热解表，安胎止痢。

[基础方药] 清热止痢汤（韩老临床经验方）。

黄连15g，黄芩15g，白芍20g，茯苓15g，白术15g，滑石15g，扁豆15g，香薷15g，车前子15g，甘草10g。

第十四节 子 泻

妊娠泻下稀薄如水，泻下完谷不化，泻下清冷如鸭溏，小便不利者为子泻，又称"妊娠泄泻"。

妊娠泄泻有因外感风寒暑湿之邪，荣卫不和而致者；有因贪食生冷，损伤脾胃，孕后血聚养胎，脾胃之阴血亦感不足，功能受累，使升降失职，清浊难分者；有因肾阳不足，命火虚衰而致者。又有孕后过于强调营养，恣食肥甘厚腻，贪食饮冷，碍脾伤胃及肠，而发此症者。

慎斋按："妊娠泄泻，必原其由。大抵不外脾肾二脏虚者居多。夫血统于脾，血拥胎元，则脾阴虚而食不运化，水谷难消而作泻。胎系于肾，肾气弱，命门火衰，胎窃其气以拥护。而肾间之阳不能上蒸脾土，则为泻。此妊娠泄泻之由也。虽其间不无风寒暑湿之外感，饮食生冷之内伤，而属于脾肾有亏者，其本也。"

《竹林女科证治》："凡妊娠泄泻，通治以补脾、行滞、安胎为主，宜六君汤加减，未应，宜益黄散加减。若五更泄泻，乃脾肾虚弱，宜五更时服四神丸，午间服白术散；未应，或应而复泻，饮食不思，急服'八味肾气丸'，补命门真火，以生脾土。若元气下陷，发热作渴，肢体倦怠，宜补中益气汤。"

治疗以健脾、温肾、安胎为主。泄泻止后，要注意扶脾助孕，调理善后。

【辨证论治】

（一）膀胱不化

[症状] 腹痛肠鸣，泻下稀薄，小便不利，身有寒热，呃逆，不思饮食，面色苍白。舌滑白，脉象浮滑而缓。

[治法] 解表利尿，止泻安胎。

[基础方药] 五苓散（《伤寒论》）加减。

桂枝 10g，茯苓 15g，泽泻 10g，猪苓 10g，白术 15g。加炒山药 15g，白芍 20g 以补脾肾而敛肝阴。

如有发热汗出，口渴心烦，泻下黄水，肛门灼热，舌苔微黄，脉濡数者，以上方减辛温之桂枝；加黄连 15g，竹叶 15g，麦冬 15g，滑石 15g 以清热利湿。

（二）脾胃虚弱

[症状] 腹痛肠鸣，泻下完谷不化，小便不利，饮食减少，胸中烦闷，全身倦怠，面色萎黄。舌质淡润，苔白滑，脉象弦缓而滑。

[治法] 健脾燥湿，止泻安胎。

[基础方药] 参苓白术散（《太平惠民和剂局方》）。

人参 15g，白术 15g，茯苓 15g，扁豆 15g，陈皮 10g，山药 15g，甘草 10g，莲子肉 15g，砂仁 10g，薏苡仁 15g，桔梗 10g。

如寒湿相聚，脾阳被困，肠鸣冷痛，泻下鸭溏，小便清白，四肢不温，脉沉缓者，加诃子 15g，吴茱萸 10g 以温中止泻。

（三）肾阳亏虚

[症状] 腹痛肠鸣，泻下稀薄，小便不利，晨起尤甚，头眩健忘，腰酸腿软，四肢不温，面色晦暗。舌质淡润，脉象沉弱而缓。

[治法] 温肾健脾，渗湿止泻。

[基础方药] 四神丸（《证治准绳》）。

补骨脂20g，五味子15g，吴茱萸15g，诃子15g。加茯苓15g，山药15g以补脾益肾行水。

[又方] 补阳益气汤（韩老临床经验方）加减。

熟地15g，炒山药15g，炒白术20g，巴戟天15g，菟丝子15g，续断15g，桑寄生15g，黄芪20g，肉桂10g。减原方中辛热有毒之附子；加补骨脂15g，肉豆蔻15g温肾助阳止泻。

第十五节　子死腹中与母子存亡

妇人怀孕数月，胞无升生之气，小腹坠胀，阴道不断流出秽浊之液体，腹冷如冰，多属子死腹中；若心烦，面赤，舌色青暗为子死；若面青，舌赤，口吐涎沫，腹中坠胀，阴道流出秽浊为母死；若阴道无秽浊，心烦如狂，唇舌色俱青，口吐涎沫，为恶露上攻，母子皆死之征象。《诸病源候论》云："产时未到，秽露已尽，而胎枯燥，故子死腹中。"多因跌仆闪挫，气血逆乱；母患热病，热毒伏于冲任；误服毒药，药毒伤胞；母体素虚，冲任气血虚少；胎儿脐带缠颈，气绝致死等，致胎儿死于母体内。又称"胎死腹中""死胎"。

《妇人大全良方》云："妊娠胎动，或饮食起居，或冲任风寒，或跌仆击触，或怒伤肝火，或脾气虚弱，当各推因治之。轻者触动不安，重者必致伤堕。若面赤舌青，是儿死也。若面青舌赤，是母死也。唇口青色，两边沫出，是母子俱死，须察也。"

以上子死腹中与母子存亡辨，是古人通过长期临床观察所积累的经验，的确是可贵的。但是，随着医学的发展，现今一旦遇此类患者万不可妄投方药，应急速护送至妇产科医院进行检查救治。否则拖延时间，就很容易造成不良后果。

第八章 产后病

产后病发病的原因，主要是产后耗气损血，气血两虚，阴阳失调，营卫不和，腠理不密，一时起居不慎而感冒风寒；内伤七情喜怒不节，以及饮食不当损伤脾胃，运化失常，气血无生；或贪房过早，损伤冲任，阴阳亏损也是重要病因。

对于产后疾病的诊治，亦必须运用四诊八纲辨证施治选方用药，方为妥善。但是，补虚之中，勿过于滋腻或温补而致气滞血凝；泻实之中，勿过于骤急攻下而致伤阴损血；寒温之中，勿过于辛热香散而致耗损阴液；热清之中，勿过于苦寒清里而致损伤脾胃。医者临床必详审病因，精心辨证，万不可粗心大意，不辨虚实，不慎寒热，妄投方药。

《景岳全书·妇人规》云："产后气血俱去，诚多虚证。然有虚者，有不虚者，有全实者。凡此三者，但当随症随人，辨其虚实，以常法治疗，不得执有成心，概行大补以致助邪。"

第一节 产后胞衣不下

胞衣，即胎盘。胎儿娩出后，经过半小时胎盘不能自然娩出者为胞衣不下。

胞衣不下的发病原因是产妇素体气血不足，产后气血愈虚，产道涩滞；或产妇气血不虚，产时护理不当，外感风寒，或炎热贪食生冷，血被寒凝，恶露应下而不下，阻留胞衣。如《胎产心法》所云："有因气血虚弱，产母力乏，气不转运，不能传送，而停搁不下。"又如《妇人大全良方》所云："产胞经停之间，而外寒乘之，则血道滞，故胞衣不出。"

虚证治宜补气传送胞衣以摄血，实证治宜化瘀温经，排出胞衣，并引血归经。

本病发生在新产之际，辨证除了全身症状之外，还应注意阴道出血的程度。若伴阴道大量出血，可致血虚气脱而晕厥。由于失血过多，血室正开，处理不当，可致邪毒感染，发生产后发热、产后腹痛等症。因此对胞衣不下及时恰当地处理是十分重要的。

出血多时必须积极采取损伤最小的方法使胎盘娩出，包括按摩子宫、徒手剥离直至子宫切除；失血性休克时，应先输血，后处理；出血少或无出血者，可以等待、观察，或住院保守治疗。

【辨证论治】

（一）气血虚弱

[症状] 产后出血较多，渐至较少，长时间胞衣不下，小腹坠而无胀无痛，头眩，心悸，汗出气怯，精神疲惫，语言无力，四肢不温，面色苍白，唇舌淡润，脉微弱或虚大。

[治法] 益气补血，稍佐行瘀。

[基础方药] 保生无忧散（《沈氏尊生书》）。

当归15g，枳壳15g，川芎10g，木香5g，白芍15g，甘草10g，乳香10g，血余炭15g。

薛氏云："其元气不能送者，腹中不胀痛，用保生无忧散，以补固元气。"但无忧散中并无补固元气之药，所以应加人参为补攻之良策也。此外，古书记载保生无忧散中药物有不一致，临床要选择为宜。

[又方] 生化汤加味（《傅青主女科》）加减。

当归15g，川芎10g，炙甘草10g，桃仁15g，炮姜10g，大枣7枚。加人参15g，黄芪15g，此乃扶正以助攻邪。

《产宝新书》云："产后气血暴虚，理当大补，但恶露未尽，用补恐致滞血，唯生化汤行中有补，能生又能化，真万全之剂也。如四物汤产后误人多矣，地黄性滞、白芍酸寒伐生气。生化汤除此二味加以温中行血之剂；如产后儿枕作痛，世多用消散血之剂，然后议补，又有消与补混施，不知旧血虽当消化，新血亦当生养；若专攻旧，则新血转伤。世以回生丹治产，用攻血块、下胞衣、落死胎，虽见速效，其元气未免亏损。生化汤因药性功用而立名也。产后血块当消，而新血亦当生；若专用消，则新血不生；专用生，则旧血反滞。考诸药性，多芎、归、桃仁三味，善攻旧血，骤生新血；佐以黑姜、炙草，引三味入于肺肝，生血利气，五味共方，行中有补，实产后圣药也。"

（二）寒凝血滞

[症状] 产后长时间胞衣不下，恶露涩少，色紫暗，小腹胀痛拒按，心烦呃逆，眩晕，面色青暗，唇舌深紫，脉弦涩有力。

[治法] 温经活血逐瘀。

[基础方药] 夺命丸（《证治准绳》）加减。

丹皮 15g，桃仁 15g，茯苓 15g，赤芍 15g，桂心 5g。加姜黄 10g，赤术 10g 以行血而破瘀。

[又方] 牛膝汤（《备急千金要方》）。

怀牛膝 15g，瞿麦 15g，当归尾 15g，木通 15g，滑石 15g，冬葵子 25g。一方有肉桂无滑石。

郭稽中曰："'胎衣不下者何'？答曰：'母生子讫，流血入衣中，衣为所胀，故不得下；治之稍缓，胀满腹中，以次上冲心胸，疼痛喘急者难治。但服夺命丹，以逐去衣中之血，血散胀消，胎衣自下，牛膝汤亦效。'"《女科秘诀大全》云："胞衣不下，用吹鼻取嚏以激动开窍尤妙"。又云："以产妇头发入口作呕，胎衣自出，其法甚效。如不出，反逆上者必死"。《妇人大全良方》云："用草麻肉一两，研细成膏，涂产妇足心，胞衣自下，衣下即洗去。或用针灸，取中枢（脐下四寸），先针后灸。"

《女科医案选粹》中记载："一妇半产，胎衣不下，连服行血催衣之剂，点血不行，胸痛瞀乱，黎曰：'此脾失职也。'先予黄芪、当归各一两。下咽瞀乱顿减。随用大剂参、术、归、芎、苓、甘草等药，一服而恶露渐至，众皆惊曰：'恶露不行，胞衣不下，女科书中并无参芪之方，君独以补奏功何耶？'黎曰：'君等忧血之不下，吾正忧血之不止，故相反耳。盖此病本气血大亏而致半产，脾失统血之职，水湮土崩，冲决将至，故生瞀乱。不为之修筑，而反加穿凿，是虚虚也，乌乎可！'曰：'今从子法，逐得免乎？'曰：'不能也。'穿凿过当，所决之水已离故道，狂澜壅积，势无所归，故必崩。急服吾药，第可固其堤岸，使不致荡没耳。至第三日，诊尺内动甚，今夜子时以前必崩。用补中益气加参、芪各二两，嘱以血至即服。至黄昏果发，如其然，得无恙，次用调补脾肾而愈。"此医案选是黎氏针对产妇元气大亏胞衣不下，或中气下陷产后脱荣二症而设。至于瘀血停留胞衣不下，或气滞血瘀恶露不绝等绝非生效。医者临证时一定要审慎，万不可不辨虚实寒热，概用一方。

产后胞衣不下是妇产科危急之症。古人根据当时的条件总结临床经验，提出来一系列的治疗措施，实属可贵。随着医疗事业的发展，具备抢救危重症的良好条件，所以一旦遇到此类患者，要积极护送到医院进行救治，确保安全。万不可疏忽大意，妄投方药而误人性命。

第二节　产后恶露不下

妊妇分娩以后，胞中残留瘀浊败血为"恶露不下"。

产后恶露不下有因产时护理不当，外感风寒，血被寒凝，恶露应下而不下，瘀血停留胞中而致恶露不下者；有因平素气血两虚，产后气血愈虚而致无血可下者。

《妇人大全良方》云："夫恶露不下者，由产后脏腑劳伤，气血虚损，或胞络挟于宿冷，或产后当风取凉，风冷乘虚而搏于血，血则壅滞不宣，积蓄在内，故令恶露不下也。"王孟英按："恶露不来，腹无痛苦者，勿乱投药饵，听之可也。"

治疗以"实者泻之，虚者补之"为大法。实者活血化瘀为主，因寒凝者温经散寒，活血化瘀；因气滞者理气行滞，活血化瘀。虚者则于补益气血方药中稍佐理气行滞之品，不可妄投攻破，否则势必损伤冲任。

【辨证论治】

（一）气滞血瘀

[症状] 产后恶露涩少难下，色紫暗有块，或点滴不出，小腹胀痛拒按，心烦不宁，甚至狂妄，面色深红，唇舌紫暗，脉弦涩有力。

[治法] 理气活血。

[基础方药] 偏于气滞血瘀者，用香艾芎归饮（《中医妇科治疗学》）加减。

香附 15g，艾叶 10g，当归 15g，延胡索 15g，川芎 10g。加乌药 15g，青皮 10g，川楝子 10g 以行气散瘀。

[又方] 偏于血瘀碍气者，用生化汤（《傅青主女科》）加减。

当归 15g，川芎 10g，炙甘草 10g，桃仁 15g，炮姜 10g，大枣 7 枚。加红花 15g，益母草 15g 以行血祛瘀。

[三方] 加味川芎散（韩老临床经验方）加减。

川芎 10g，生地 15g，白芍 15g，怀牛膝 15g，五灵脂 15g，蒲黄 15g。加益母草 15g，泽兰 15g 以增活血之力。

（二）气血虚弱

[症状] 产后恶露量少，色浅淡，小腹无胀无痛，头眩，目花，眼角干涩，皮肤不润，动则汗出，语言无力，面色苍白。舌质淡润，脉象虚细。

[治法] 益气补血，稍佐行瘀。

[基础方药] 八珍汤（《正体类要》）。

人参 15g，白术 15g，茯苓 15g，甘草 10g，当归 15g，川芎 10g，白芍 15g，熟地 15g。应加牛膝 15g 以引药下行，兼通络之用。

【临证验案】

李某，女，23 岁。1978 年 10 月 14 日初诊。

[病史] 分娩后 3 日感受寒邪，而致恶露点滴而下，色暗，伴小腹冷痛，得温则减，按之痛甚。16 岁月经初潮。面色苍白，舌质暗，苔薄白，脉弦紧。

[诊断] 产后恶露不下。

[辨证分析] 新产之后血室正开，因调护不当，感邪客入胞中，血被寒凝而致。

[治法] 温经散寒，活血祛瘀。

[方药] 蒲黄 15g，五灵脂 15g，延胡索 15g，盐茴 15g，炮姜 15g，肉桂 10g，当归 15g，川芎 15g，川牛膝 20g，白芍 20g，甘草 5g。5 剂，每日 1 剂，水煎，早晚温服。

嘱患者忌食寒凉，注意保暖。

2 剂后，阴道排出大量血块，色暗，腹痛减轻。又服 3 剂，腹痛消失，阴道出血较前减少，色暗红，无血块。

按语：产后恶露不下，有虚实之分，实者多因寒凝血瘀，或因情志不遂，气滞血瘀，瘀血阻滞胞脉，故恶露不下；虚者多因产时失血过多，胞脉空虚，无血可下或气虚运血无力所致。治疗上遵循"虚则补之，实则泻之"的原则。虚者予以益气补血之药，如圣愈汤、人参养荣汤等；实者活血祛瘀为要，总以生化汤、失笑散等加减。一般产后阴血亏虚，机体处于阴虚阳亢的状态，故慎用热药。即所谓王孟英曾云："产后苟无寒证的据，一切辛热之药皆忌。"

第三节　产后恶露不绝

妊妇产后出血不多不少，稍有血条、血块，初则血色深红，逐渐血色浅淡，持续 3 周左右，而无其他症候者为产后之常也。反之超过 3 周以上，而不断出血，身有所苦者，为产后恶露不绝。

产后恶露不绝发病机制主要为冲任不固。有因平素脾胃虚弱，中气下陷，冲任不固而致不断出血；有因产时护理不当，外感风寒和内伤七情而致气滞血瘀，脉络不畅者；有因胞中血热，迫血妄行而致恶露不绝者。

《妇人大全良方》云："夫产后恶露不绝者，由产后伤于经血，虚损不足。或分解之时，恶血不尽，在于腹中，而脏腑挟于宿冷，致气血不调，故令恶露淋沥不绝也。"

治疗时应以恶露的量、色、质、气味等辨别寒、热、虚、实。恶露量多，色淡，质稀，无臭气者，多为气虚；色红或紫，黏稠而臭秽者，多为血热；色暗有块者，多为血瘀。且不可轻用固涩之剂，以致助邪，变生他病。

【辨证论治】

（一）气虚不固

[症状] 产后超过 3 周以上恶露仍然不断，血色浅淡，清稀量少，小腹

无胀无痛，或微痛不拒按，头眩倦怠，动则汗出，语言无力，精神不振，面色黄白。舌质淡润，脉象虚缓。

［治法］益气升陷止血。

［基础方药］补中益气汤（《脾胃论》）。

黄芪 20g，人参 15g，白术 15g，甘草 10g，陈皮 15g，当归 15g，升麻 10g，柴胡 10g，大枣 5 枚。加鹿角胶 20g，艾叶炭 20g 以温阳止血。

（二）血瘀气滞

［症状］产后超过 3 周以上，恶露淋涩不断，血量涩少，色紫黑有块，小腹疼痛拒按，心烦，胸闷腹胀。舌色紫暗，唇红舌边有瘀斑，脉象弦涩有力。

［治法］温经活血行瘀。

［基础方药］生化汤（《傅青主女科》）。

当归 15g，川芎 10g，炙甘草 10g，桃仁 15g，炮姜 10g，红枣为引。

［又方］四物汤（《太平惠民和剂局方》）加减。

当归 15g，白芍 15g，熟地 15g，川芎 15g。加怀牛膝 15g，炒蒲黄 15g，五灵脂 15g 以利行血逐瘀。

［三方］加味桃红四物汤（韩老临床经验方）。

当归 15g，川芎 15g，生地 15g，赤芍 15g，桃仁 15g，红花 15g，怀牛膝 15g，丹参 15g。临证酌加炒蒲黄、三七粉、茜草以增逐瘀止血之力；出血量多者加阿胶（烊化）15g，煅龙骨 20g，煅牡蛎 20g，炒地榆 30g 以养血止血。

（三）血热

1. 虚热

［症状］产后恶露不断超过 3 周以上，量少，色鲜红无臭，小腹微痛无胀，头眩，心悸，气怯，目花，耳鸣，手足心热，盗汗，午后潮热，面红颧赤。舌干红无苔，口干不欲饮，脉象弦细。

［治法］养阴固冲止血。

［基础方药］保阴煎（《景岳全书》）加减。

生地 15g，熟地 15g，白芍 15g，山药 15g，续断 15g，黄芩 15g，黄柏 10g，甘草 10g。加旱莲草 20g，阿胶（烊化）20g 以养阴止血。

2. 实热

[症状] 产后恶露不断超过 3 周以上，量多，色深红，稠黏臭秽，腹痛拒按，头眩，心烦，胸腹胀满，无故多怒，善太息，面红口干苦。舌赤，苔黄燥，脉象弦滑数。

[治法] 调肝清热止血。

[基础方药] 丹栀逍遥散（《女科撮要》）加减。

当归 15g，白芍 15g，柴胡 10g，茯苓 15g，丹皮 15g，栀子 15g，白术 10g，甘草 10g，薄荷 10g。减去辛热伤阴之煨姜；加炒地榆 25g，黄芩 15g 以清热凉血止血。

【临证验案】

李某，女，28 岁，已婚。1982 年春初诊。

[病史] 产后 3 周，恶露仍然不断，血色浅淡，清稀量少，小腹无胀无痛，或微痛不拒按，头眩倦怠，动则汗出，语言无力，精神不振。诊见形体不丰，面色㿠白，舌质淡润，脉象虚缓。

[诊断] 产后恶露不绝。

[辨证分析] 气虚不顾，血失统摄以致产后恶露不绝。

[治法] 治以益气升陷，固冲止血之法。

[方药] 黄芪 20g，人参 15g，白术 15g，甘草 10g，陈皮 15g，当归 10g，升麻 10g，柴胡 10g，生姜 10g，大枣 10 枚，鹿角胶 15g，艾叶炭 10g。4 剂，水煎服。

二诊：进药 4 剂后，恶露量少，自觉精神渐佳，汗出减少，继以上方服 5 剂，诸症自愈。

按语：新产之后一般 2 周血性恶露即可消失，3 周黏液性恶露停止。该患产后 3 周余仍见血性恶露，色淡质稀，腹无痛，动则汗出，语言无力，精神不振等均表现出一派虚象。由于产时亡血伤津耗气，致产后气虚无力统摄血液，故恶露持续不断。治以益气养血固冲为要，方选补中益气汤益气升提，又用鹿角胶、艾炭以温胞养血止血。其治法正切中产后多虚多瘀的论点，故药到病除。

产后胞衣不下、恶露不下、恶露不绝三症的论治，其中有寒热虚实之不同，如属于实寒者，宜温而攻之；属于虚寒者，宜温而补之；属于实热者，宜清热活血；属于虚热者，宜养阴补血。特别是属于虚者，宜当缓补收功；属于实者，务必急下得救。否则恶露上攻而致血晕，或瘀血积留日久，致变癥积之患。

第四节 产后血晕

妊妇临产时因失血过多，气血两虚，或恶露不下，瘀血上攻而致突然眩晕、神志不清者，为产后血晕。

产后血晕有因平素气血虚弱，又因产时失血过多，阴血下夺，孤阳上越，阴阳乖离而致突然昏冒者；有因产时起居不慎，风寒侵入胞中，血被寒凝，恶血当下而不下，反而血随气逆，上扰神明而致昏冒者。

李东垣曰："妇人分娩，昏冒瞑目，因阴血暴亡，心神无所养。"《素问·调经论篇》云："血之与气并走于上，则为大厥，厥则暴死；气反则生，不反则死。"

产后血晕有虚实两端，虚者，为血脱气散之脱证；实者，为气滞血瘀之闭证。在临床诊断上，必须精心辨证，细审虚实。属于虚者，当大补气血；属于实者，当行气破血。万不可疏忽大意，应积极进行急救，倘一迟延，恐将造成不良后果。

【辨证论治】

（一）血脱气散

[症状] 产后失血过多，心中烦乱，气逆欲呕，眩晕，眼花不能坐起，面色苍白，舌质干淡，甚至突然昏倒，不省人事，汗出眼合，四肢逆冷，脉微欲绝，或浮大无伦，此属虚脱之候也。

[治法] 益气补血固脱。

[基础方药] 清魂散（《女科证治准绳》）加减。

人参15g，炒荆芥穗10g，泽兰叶15g，川芎10g，甘草10g。加龙骨20g，牡蛎20g，阿胶（烊化）15g，炒地榆50g以止血固脱。

［又方］参附汤（《世医得效方》）加减。

人参20g，附子10g，姜枣为引。加龙骨20g，牡蛎20g以滋阴潜阳收敛真气。

（二）气滞血瘀

［症状］产后恶露涩少，或点滴而下，血色紫暗，小腹硬痛拒按，甚至恶血冲心，烦乱如狂，突然昏倒，不省人事，牙关紧闭，两手握固，气促痰壅；或恶血冲肺，喘息急促不得卧；或恶血冲胃，胸脘刺痛，呕吐血块，面色紫暗。唇舌深紫，舌边有瘀斑，脉象弦涩有力。

［治法］破血逐瘀。

［基础方药］黑神散（《太平惠民和剂局方》）加减。

当归15g，赤芍15g，熟地15g，干漆5g，桂心10g，蒲黄15g，甘草10g，黑豆（去皮）25g。加大黄5g引诸药下行，且攻逐瘀血。

［又方］红花散（《病机气宜保命集》）。

干荷叶15g，丹皮15g，川芎10g，当归15g，红花15g，蒲黄15g。

［三方］夺命散（《伤寒保命集》）加减。

血竭15g，没药15g。该方药味单纯，恐不胜重任，应加蒲黄15g，五灵脂15g，更为有效。

［急救法］

（1）用铁器烧红淬醋熏鼻。

（2）《傅青主女科》醋韭煎，用米醋煮韭菜三五滚，灌入壶中，以热气熏鼻。

（3）烧干漆，使产妇闻其烟味。虚者忌之。

（4）用银针刺眉心出血，刺人中、十宣、合谷亦可。

《景岳全书·妇人规》云："产时胎胞既下，气血俱去，忽尔眼黑头眩，神昏口噤，昏不知人。古人多云恶露乘虚上攻，故致血晕，不知此症有二：曰血晕，曰气脱也。若以气脱作血晕，而用辛香逐血化痰等剂则立刻毙矣，不可不慎也。气脱证，产时血既大行，则血去气亦去，多致昏晕不省，微虚者少顷即苏，大虚者脱竭即死。但察其面白眼闭，口开手冷，六脉细微之甚，是即气脱证也。速用人参一二两，急煎浓汤，徐徐灌之，但得下咽，即可救治，若少迟延，则无及矣。余尝救此数人，无不随手而愈，此最要法也。又尝见有禁参而毙者，云新产后不可用参，用参则补住恶血，必致为害。即劝之亦不肯用，直待毙而后悔者亦数人矣。又有云：产后必过七日方可用参，此等愚昧讹传，不知始自何人，误人不浅，万万不可信也。血晕之证，本由气虚，所以一时昏晕，然血壅痰盛者，亦或有之。如果形气脉气俱有余，胸腹胀痛上冲，此血逆证也，宜失笑散；若痰盛气粗，宜二陈汤；如无胀痛气粗之类，悉属气虚，宜大剂芎归汤、八珍之类主之。猝时昏晕，药有未及，宜烧秤锤令赤，用器盛至床前，以醋沃之，或以醋涂口鼻，令酸气入鼻，收神即醒。或以破旧漆器，或用干漆烧烟熏之，使鼻受其气皆可。但此法虽轻，而暴晕者所宜；若气虚之甚而昏厥者，非用大补之剂，终无益也。"

此节对于产后血晕之论述，是古人通过临床实践所积累的宝贵经验。此论区分了病因，详辨了虚实，并根据病情而设法、立方以及施行各种急救的医疗措施。这对于产妇的保健更有重要的意义。但根据当前世界医学飞速发展，全国各地都设有专门妇产科医疗机构，并具备各种急救的医疗条件，因此，一旦遇此等患者，要护送到具有现代化医疗条件的医疗部门，进行急救，以保万全。

第五节 产后腹痛

妊妇产后小腹疼痛为产后腹痛，又称"儿枕痛"。

产后腹痛主要机制是不荣而痛与不通而痛。有因素体气血不足，产时又伤气血，胞脉空虚而致腹痛者；有因产后起居不慎，护理不当，风寒侵入胞中，血被寒凝，气不通畅而致腹痛者；有因素体多火，产后恶露不下，荣卫失调，胞中痛肿而致腹痛者；有因脾胃虚弱，运化失常，清浊失升降而致胸腹痛者。

张山雷云："失血太多，则气亦虚馁，滞而为痛。"

《医宗金鉴·妇科心法》云："若因风寒乘虚入于胞中作痛者，必见冷痛形状。"《妇人大全良方》亦云："若产妇脏腑风冷，使血凝滞，在于小腹不能流通，则令结聚疼痛，名曰儿枕痛。"薛立斋云："大抵此证皆因荣卫不调，或瘀血停滞所致。若脉数，已有脓。"又云："若痛恶心或作呕，用六君子汤；若痛而泻，用六君子汤送四补丸。"

产后腹痛其因非指一端，临床必须审因辨证，细察虚实寒热。如病虚者，必当补其气血；病实者，则破血行气；病寒者，则温经散寒；病热者，则清热化瘀；脾胃虚弱者，则健脾和胃，绝不可拘泥于一方一药概治产后腹痛以误人也。

【辨证论治】

（一）气血两虚

[症状] 产后小腹疼痛喜按，恶露量少，色浅淡，头眩，心悸，气短，动则汗出，目花，皮肤不润，面色苍白。舌质淡润，脉象虚细。

[治法] 益气补血。

[基础方药] 四物汤（《太平惠民和剂局方》）加减。

当归 15g，熟地 15g，白芍 15g，川芎 10g。加炮姜 10g，人参 15g，白术 15g，甘草 10g 以益气温中。

[又方] 益气养荣汤（韩老临床经验方）加减。

人参 15g，熟地 15g，黄芪 15g，白芍 15g，茯苓 15g，陈皮 15g，香附 15g，当归 15g，川芎 15g，桔梗 15g，生甘草 10g。倍白芍以缓急止痛。

（二）寒凝气滞

[症状] 产后小腹冷痛拒按，恶露涩少，色紫暗，小腹胀硬，四肢不温，面色青白。舌苔白滑，脉象沉紧或沉迟有力。

[治法] 温经散寒活血。

[基础方药] 少腹逐瘀汤（《医林改错》）。

茴香 10g，炮姜 10g，延胡索 15g，五灵脂 15g，没药 15g，川芎 10g，当归 15g，官桂 10g，赤芍 15g，蒲黄 15g。切忌苦寒之品。

[又方] 延胡索散（《证治准绳》）加减。

延胡索 15g，当归 15g，赤芍 15g，肉桂 10g，蒲黄 15g，红花 15g，琥珀

10g。将琥珀研细面分4次冲服。该方与《中西合纂妇科大全》的延胡索散不同，治法亦异，临床务必详审方药。

（三）胞中痛肿

[症状] 产后小腹刺痛，恶露涩少，色紫黑臭秽，心烦口苦，咽干，大便秘，小便赤，手足心热，阴内热痛坠胀，面红。舌赤苔黄燥，脉象洪滑数。

[治法] 清热化瘀解毒。

[基础方药] 广济方加减（《广济方》）加减。

川牛膝15g，大黄5g，丹皮15g，当归15g，赤芍15g，蒲黄15g。减辛热之肉桂；加金银花20g，栝楼根15g，没药15g以增强解毒散瘀之力。

（四）脾胃虚弱

[症状] 产后脘腹疼痛，胸中烦闷，吞酸，呃逆，食欲不振，腹胀便溏，倦怠，面色淡黄。舌质淡润苔白滑，脉象弦滑。

[治法] 健脾和胃消滞。

[基础方药] 香砂六君子汤（《古今名医方论》）加减。

人参10g，白术15g，茯苓15g，甘草10g，陈皮15g，砂仁10g，木香5g，清半夏10g。加白芍20g以调肝止痛。

【临证验案】

赵某，女，30岁。1994年秋初诊。

[病史] 分娩后1周因天气突然转凉不慎感受风寒，突发小腹疼痛，恶露骤然停止，近日疼痛逐渐加重，喜温，按之痛甚，面色青白，四肢不温。舌质淡，苔薄白，脉沉紧。

[诊断] 产后腹痛。

[辨证分析] 证属产后气血虚弱，寒邪客于胞中，血被寒凝，气机被阻，不通则痛。

[治法] 温经散寒，活血止痛。

[方药] 炮姜15g，盐茴15g，吴茱萸15g，当归20g，官桂15g，五灵脂15g，延胡索20g，赤芍15g，川芎15g，怀牛膝15g。5剂，每日1剂，水煎，

日 3 服。

药后腹痛消失，四肢转温，恶露复下。

按语： 产后腹痛如于产后一周内出现，且疼痛可以耐受，则为子宫收缩性疼痛，大多不需治疗。若因感受外邪导致瘀血内停，血瘀作祟，阻滞气机发为疼痛者，当以温药治之。古人云："产后儿枕痛者，乃母胎中宿血也，或因冷凝滞于小腹而作痛。"本案即属产后感寒所致，故以温经散寒为主，兼以活血。使胞脉得温，经血得行，瘀血得散，其疼痛自止。

第六节　产后胁痛

妊妇分娩之后，出现胁痛不得转侧者，为产后胁痛。

产后胁痛其病机为不通则痛，不荣则痛。其因有性躁多怒肝失疏泄，脉络不畅，气滞血瘀而致者；有因郁怒不解，肝气横逆，脾失运化而致者；有因肾阴不足，肝失濡养，水不涵木而致者。

《医宗金鉴·妇科心法要诀》云："胁痛瘀滞犯肝经，左血右气要分明。"说明产后胁痛，因气血瘀滞干犯肝经。在左多属血，在右多属气。薛立斋云："若肝经血瘀，用延胡索散；肝经气滞，用六君青皮、柴胡；若肾水不足，不能生肝，用六味丸。"

治疗宜以疏肝理气解郁为主，辅以补益肝肾、清利湿热之法，并兼顾产后多虚多瘀，佐以补虚化瘀之品。

【辨证论治】

(一) 肝经瘀血

[症状] 产后腹痛如刺，不得转侧，呼吸气促，恶露涩少，色紫暗，头眩，心烦，面色紫暗。舌赤，苔黄燥，脉象弦涩有力。

[治法] 活血调肝理气。

[基础方药] 玄胡索汤（《重订严氏济生方》）。

当归15g，延胡索15g，赤芍15g，蒲黄15g，桂皮10g，乳香15g，没药15g。

此方与延胡索散基本相同。延胡索散方中有琥珀、红花而无乳香、没药。此二方主治瘀血胁痛，均可选用。

[又方] 经效方（《济阴纲目》）。

当归 15g，赤芍 15g，桔梗 15g，枳壳 15g，柴胡 15g，木香 5g，槟榔片 10g，肉桂 5g。

（二）肝经气滞

[症状] 产后胁下胀痛，气逆，善太息，头眩，多怒，恶露涩少，色深红，面色青暗。舌苔黄燥，脉弦急有力。

[治法] 调肝理气通络。

[基础方药] 逍遥散（《太平惠民和剂局方》）加减。

当归 15g，白芍 15g，柴胡 10g，茯苓 15g，丹皮 15g，栀子 15g，白术 10g，甘草 10g，薄荷 10g。加怀牛膝 15g，青皮 10g，郁金 15g 以疏肝理气降逆。

[又方] 经效方（《济阴纲目》）加减。

当归 15g，白芍 15g，柴胡 10g，茯苓 15g，丹皮 15g，栀子 15g，白术 10g，甘草 10g，薄荷 10g。加丹皮 15g，怀牛膝 15g 以凉血活血。

（三）肾阴亏虚

[症状] 产后胁痛，腰痛，足跟痛，恶露量少，色淡红，头眩，心悸，健忘，手足心热，面红颧赤，脉弦细数。

[治法] 补肾养肝。

[基础方药] 六味地黄汤（《小儿药证直诀》）加减。

熟地 15g，山药 10g，山茱萸 15g，茯苓 15g，泽泻 10g，丹皮 15g。加白芍 15g，怀牛膝 15g 以滋肾养肝敛阴。

[又方] 养肝补肾汤（韩老临床经验方）。

熟地 15g，白芍 15g，怀牛膝 15g，川楝子 10g，山茱萸 15g，青皮 10g，当归 15g，茯苓 15g，丹皮 15g。

【临证验案】

王某，女，27 岁，已婚。1990 年 3 月就诊。

［病史］正常产后 3 个月，两胁疼痛 20 余日，伴有腰酸，足跟痛，头晕，心悸健忘，手足心热，面红颧赤，脉弦细数。

［诊断］产后胁痛。

［辨证分析］该患素有体质虚弱，加之产后耗血伤津，肾阴不足，水不涵木，则肝失条达，疏泄失度，故发为胁痛。

［治法］滋阴补肾，养血柔肝。

［方药］熟地 15g，白芍 12g，怀牛膝 15g，川楝子 10g，山茱萸 15g，青皮 10g，当归 15g，茯苓 15g，牡丹皮 15g。7 剂，每日 1 剂，水煎，早晚温服。

叮嘱患者调情志，忌忿怒。

按语： 该患素体虚弱，又因产后多虚多瘀，耗血伤津，肾阴不足，肾水不能上济心火，则心悸；肾虚髓海失养，故而健忘；腰为肾之外府，肾之经络行走于足跟，肾水不足，故而足跟疼痛；阴虚则生内热，邪热上犯清窍，故而头晕目眩。瘀阻脉络，不通则痛。加之产时耗气损血，损伤肾精，外府失养，而致肝肾两虚，故治以滋补肝肾，调畅气机。方中熟地、白芍、当归补养气血，柔肝缓急；怀牛膝、山茱萸补肝肾；川楝子、青皮疏肝解郁、行气止痛；配以茯苓、甘草健脾和中，以防肝气侮脾之弊；再以牡丹皮行气活血，以助川楝子、青皮行气之功；全方共奏滋阴补肾、养血柔肝之效，故而药到病除。

第七节　产后腰痛

产后腰痛是指产后以腰部疼痛为主症者。

妊妇产后腰痛有因肾气素亏，产时阴血耗损，冲任空虚，带脉失养而致者；有因产时护理不当，风寒侵入经络，血滞经隧而致者；有因气血虚弱，产后气血愈虚，百骸失养而致者；有因素体阳虚，寒湿外侵，命火不足而致者。

张山雷云："产后腰痛，虚证最多，则宜养肝肾真阴。"《妇人大全良方》又云："产后恶露方行，忽然渐少，断绝不来，腰中重痛，下注两股，痛如锥刀，刺痛入骨中。此由血滞经络，不即通之，有大痛处必作痈疽。宜桃仁汤、五香连翘汤。"

治疗以益肝肾、补气血、祛风湿、止痹痛为主。但需根据产后多虚多瘀的特点，对于过于香燥辛窜的药物，需中病即止。同时蠲痹不忘养血，补血慎防留瘀。

【辨证论治】

（一）肝肾亏虚

[症状] 产后腰及两股疼痛，足跟疼痛，恶露量少，色淡红，头眩，耳鸣，目花，眼角干涩，手足心热，口干不欲饮，面红颧赤。舌干红无苔，脉弦细数。

[治法] 滋补肝肾。

[基础方药] 六味地黄汤（《小儿药证直诀》）加减。

熟地 15g，山药 10g，山茱萸 15g，茯苓 15g，泽泻 10g，丹皮 15g。加龟甲 20g，怀牛膝 15g，白芍 15g 以补肾敛阴柔肝。

[又方] 育阴汤（韩老临床经验方）加减。

白芍 15g，山茱萸 20g，山药 15g，续断 15g，桑寄生 15g，阿胶（烊化）15g，杜仲 20g，怀牛膝 15g，海螵蛸 15g，龟甲 15g，牡蛎 15g，生甘草 10g。加狗脊 20g，女贞子 15g 以滋补肝肾，养血填精。

（二）血滞经络

[症状] 产后腰痛如刺，不得转侧，昼轻夜重，恶露难下，色黑紫，心烦不宁，面色暗滞。舌色深红，脉象弦涩有力。

[治法] 通经活络解表。

[基础方药] 加味当归泽兰汤（韩老临床经验方）。

当归 15g，泽兰 15g，川牛膝 15g，红花 15g，延胡索 15g，桃仁 15g。加独活 10g，桑寄生 15g，防风 10g 以补肾通络。

[又方] 桃仁汤（《中西合纂妇科大全》）。

桃仁 15g，当归 15g，牛膝 15g，泽兰 15g，苏木 10g。

第八节 产后遍身痛

产褥期内，出现肢体、关节酸痛、麻木、重着者，称为产后遍身痛，亦称产后关节痛。

产后遍身痛有因平素气血两虚，产后气血愈虚，筋脉失养，百骸空虚而致关节疼痛者；有因产后起居不慎，风寒侵入经络，血循不畅而致关节疼痛者。其病机是产后内因气血大虚，外因感受外邪而致。《古今名医汇粹·诸痹门》曰："治外者散邪为亟，治脏者养正为先。治行痹者散风为主，御寒利湿仍不可废，大抵参以补血之剂，盖治风先治血，血行风自灭也。治痛痹者散寒为主，疏风燥湿仍不可缺，大抵参以补火之剂，非大辛大温不能释其凝寒之害也。治着痹者利湿为主，祛风解寒亦不可缺，大抵参以补脾补气之剂，盖土强可以胜湿，而气足自无顽麻也。"

然产后关节疼痛与平时关节疼痛是不尽相同的。产后遍身痛，属虚者居多，而属实者少见。在诊治上不可轻易使用辛散和酒类耗损阴液，应着重于补益气血，虽有实证，亦必须补正兼以除邪。

【辨证论治】

（一）气血不足

[症状] 产后关节及腰背疼痛，甚至不得转动，动则尤甚；气短汗出，眼角干涩，皮肤不润，面色虚红。舌质干淡，无苔，脉象虚细。

[治法] 益气养血。

[基础方药] 四物汤（《太平惠民和剂局方》）加减。

当归15g，熟地15g，白芍15g，川芎10g。加黄芪15g，牛膝15g，木瓜15g，续断15g，桑寄生15g，秦艽10g以益气养血通络。

[又方] 育阴补血汤（韩老临床经验方）加减。

熟地15g，白芍15g，山茱萸20g，山药15g，枸杞子15g，白芍15g，当归15g，龟甲15g，牡丹皮15g，鳖甲15g，生甘草10g。加续断15g，桑寄生15g，杜仲20g，木瓜15g，秦艽15g以补肾舒筋，通络止痛。

（二）血滞经络

[症状] 产后关节刺痛，其痛游走不定；脉络色青动则稍减，静则尤甚；昼则轻，夜则重；遇风寒者更甚；或腰背强硬，不能俯仰，或手足拘挛不能屈伸，面色暗滞。舌赤而有瘀斑，脉象浮弦而缓。

［治法］通经活络疏表。

［基础方药］趁痛散（《医学大辞典》引张璧方）加减。

当归15g，白术10g，怀牛膝15g，黄芪15g，甘草10g，独活15g，桑寄生15g，桂枝10g，生姜5g，葱白为引。原方肉桂改用桂枝以疏通经络为好。葱白在《本草纲目》中记载是薤白。

［又方］加味当归泽兰汤（韩老临床经验方）。

当归15g，泽兰20g，川牛膝15g，红花15g，桃仁15g，延胡索20g，独活15g，熟地15g，桑寄生15g，防风15g。加鸡血藤15g，秦艽15g，木瓜15g，以活血通络止痛。兼寒者加制川乌10g，制草乌10g，桂枝15g，以温经散寒之痛。

【临证验案】

患者张某，女，32岁，某厂工人。1973年春初诊。

［病史］该患产后40余日来遍身疼痛。产时出血较多，产后恶露淋漓不断，持续数月余。初不以为故，近来全身沉倦，四肢麻木疼痛，关节疼痛但无红肿。曾用疏散透邪之药和药酒之类，病势反剧，关节疼痛尤甚，昼夜不息，四肢拘急，屈伸不利，手足发热，失眠善惊。唇舌干淡无苔，脉弦细而无力。

［诊断］产后遍身痛。

［辨证分析］此非外感风寒，乃属产后亡血伤津，阴气大亏，百节空虚，筋脉失养而致。

［方药］当归15g，熟地15g，怀牛膝15g，续断20g，桑寄生20g，白芍25g，龙骨25g，牡蛎25g，木瓜15g，狗脊20g。水煎服，7剂。

约10日后二诊：患者称四肢得以屈伸，疼痛减轻大半，睡眠得安，再以前方加龟甲25g，女贞子20g。调治两周而收重功。

按语：《诸病源候论》曰："产则伤动血气，劳损脏腑，其后未平复，起早劳动，气虚而风邪乘虚伤之，致发病者。"韩老认为产伤动气，经络失养，为本病之内因与基础，或产后调养失宜，外邪乘袭，发为身痛；以虚为本，外感之邪为标，治疗以补益为主，祛邪为辅。

本例患者经产及产后失血过多，冲任不足，四肢百骸、筋脉关节失于濡养而致遍身肢体关节疼痛、屈伸不利。虚者补之，治以滋阴养血，通络止痛之法，韩老以育阴汤为主方加减诊治，切合病机，使正气得养，阴血充沛，筋脉关节得以濡养润泽，则关节屈伸得利，疼痛自除。若本病未得到及时治疗，或治疗不当，日久不愈，可发展为痹证。

第九节　产后痉证

产褥期间，突然项背强直，四肢抽搐，甚则口噤不开，角弓反张者，称为产后痉证。

产后痉证主要发病机制有二：一是亡血伤津，筋脉失养；二是邪毒感染，直窜筋脉。主要是素体阴血不足，产后阴血大伤，筋脉失养，肝风内动；产后气血不足，荣卫失调，护理不当，感染外邪，侵犯经脉。

张景岳云："阴虚血少之辈，不能营养筋脉，以致抽挛痉仆。"薛立斋云："产后发痉，因去血过多，元气亏损，或外邪相搏，致牙关紧急，四肢痉强，或腰背反张，肢体抽搐。若有汗不恶寒，曰柔痉；无汗恶寒，曰刚痉。然产后患之，由亡血过多，筋无所养而致。大补气血，多保无虑；若攻邪，死无疑矣。"

产后痉证与平人痉证绝非相同。产后痉证是产后大失血，血少不能濡养筋脉，致使筋脉拘急，腰背强直，口噤难开，但神志清晰，其治则应着重养阴濡液补血，严禁辛散疏表耗阴摄血。太阳中风之为病，实邪项背强直，发热恶寒而无汗，其脉浮紧为刚痉；虚邪项背强直，发热恶风而自汗，其脉浮缓为柔痉。其治法，着重施以辛温解表疏散之剂。产后破伤风之为病，是邪毒侵入经络，深传入脏。其症项背强直，两目天吊，口噤难开，甚至神志昏聩。其治法，着重施以解毒镇静，稍佐通络疏表之药。临床诊断时，要严格区分产后亡血之为病、太阳中风之为病、感染毒邪之为病的不同点，进行辨证施治。

【辨证论治】

（一）阴血亏损

[症状] 产后项背强直，四肢拘急，口噤难开，神志清晰，面色苍白。唇舌浅淡，脉象弦细。

［治法］滋阴养血，柔肝息风。

［基础方药］三甲复脉汤（《温病条辨》）加减。

生白芍 20g，阿胶 15g，生龟甲 20g，生牡蛎 20g，生鳖甲 20g，麦冬 15g，干地黄 15g，炙甘草 10g。加钩藤 15g，天麻 10g，石菖蒲 15g，木瓜 15g，牛膝 15g，人参 10g 以镇静安神。

（二）感染毒邪（产后破伤风）

［症状］产后头项强硬，腰背反张，两目天吊，口噤难开，发热恶寒，面色青暗，舌润苔薄白，脉象浮弦而缓。

［治法］解毒镇静，稍佐通络疏表。

［基础方药］钩藤汤（《妇人大全良方》）加减。

钩藤 15g，茯神 15g，当归 15g，人参 10g，桔梗 15g，桑寄生 15g。加全蝎 3.5g，僵蚕 5g 以镇静祛风；烦热者，加生石膏 20g 以除烦热。

【临证验案】

李某，女，41 岁，已婚。1959 年 7 月 30 日初诊。

［病史］产后 3 天突然头痛欲裂，骤然昏迷，仆倒于地，四肢抽搐，两目上窜，牙关紧闭，口吐涎沫，遂来救治。入院时血压 170/110mmHg，神志半清醒，予吗啡及羚角琥珀散后，神志逐渐清醒。18 岁月经初潮，月经量少，色暗。

［查体］嗜睡，尚可对答问话，血压下降至 145/110mmHg，观其面色苍白，两目上吊，口干喜饮，大便干燥，小便量少。舌苔黄、中部微垢，左脉弦滑、右脉弦细。

［诊断］产后痉证。

［辨证分析］因产时亡血伤津，筋脉失养，血虚肝风内动所致。

［治法］镇肝息风，开窍醒神。

［方药］当归 20g，生地 15g，白芍 15g，石决明 20g，龟板 20g，石菖蒲 15g，天麻 15g，钩藤 15g，珍珠粉（冲服）3g，甘草 10g。6 剂，每日 1 剂，水煎，早晚温服。

羚羊角丝 3g 煮水频饮。

二诊：该患神志清醒，未再抽搐，自觉头晕目眩，嗜睡，血压 170/

120mmHg，大便干结，小便短赤。舌苔微黄垢腻、边白，脉弦滑数。治以镇肝息风，豁痰化湿。嘱其再服10剂，诸症全消。常服丸剂以巩固治疗。

按语： 该患因产时耗伤气血，阴血匮乏，阳气上亢，肝风内动，导致产后生风发为痉证。《妇人大全良方》曰："夫产后中风筋脉挛急者，是气血不足，脏腑俱虚，日月未满而早劳役，动伤腑脏；虚损未复，为风邪冷气初客于皮肤经络，则令人顽痹不仁，羸乏少气，风气入于筋脉，挟寒则挛急也。" 故治以养血柔肝，镇肝息风为主。方中天麻、钩藤、石决明、龟板平肝潜阳，息风止痉；当归、生地、白芍清热凉血，滋阴润燥；石菖蒲化痰开窍；珍珠粉镇静安神。用药后，血压明显下降，神志渐清，未再抽搐，但呈现一派虚弱之象，继以养血平肝，健脾和中之法。调理数剂，血压稳定，小便增多，饮食睡眠如常，疾病告愈而出院。

古人对于破伤风症提出的理论根据和治疗措施是可贵的，但根据医学的发展，必须中西医结合，中西药并举，才能获得良好的治疗效果。

第十节　产后发热

产后阴血多不足，在一周左右常感微热而无其他所苦者，属产后生理之常候。如果持续发热，伴有症状者，此属病理之变，为产后发热。

产后发热有因失血过多，阴虚阳浮于外，阴阳乖离，荣卫失调而发热者；有因恶露不下，血滞经络而发热者；有因气血不足，荣卫不和，腠理不密，外感风寒而发热者；有因饮食不节，损伤脾胃，运化失常，宿食不化而发热者。

《沈氏女科辑要笺正》云："新产发热，血虚而阳浮于外者居多。亦有头痛，此是虚阳升腾，不可误为冒寒，妄投发散之药，以煽其焰。此唯潜阳摄纳，则气火平而热自已。如其瘀露未尽，稍参宣通，亦即泄降之意，必不可过于滋填，反增其壅。感冒者，必有表证可辨，然亦不当妄事疏散。诸亡血虚家，不可发汗，先圣仪型，早已谆谆告诫。则唯共和营卫，慎起居，而感邪亦能自解。"

产后发热有虚有实，其证各异。在注意多虚多瘀的基础上，治疗应以调和营卫为主。

【辨证论治】

(一) 阴血亏虚

[症状] 产后身热盗汗，不恶寒，手足心热，午后热甚，头眩，心悸，耳鸣，目瞀，面色浮红，口干不欲饮。舌质干淡，脉象洪大无力。

[治法] 滋阴潜阳。

[基础方药] 一阴煎（《景岳全书》）加减。

生地15g，白芍15g，麦冬15g，熟地15g，知母15g，地骨皮15g，甘草10g。加青蒿15g，牡蛎20g，龟甲20g以利滋阴潜阳。

[又方] 育阴汤（韩老临床经验方）加减。

熟地15g，白芍15g，山茱萸20g，山药15g，续断15g，桑寄生15g，阿胶（烊化）15g，杜仲20g，怀牛膝15g，海螵蛸15g，龟甲15g，牡蛎15g，生甘草10g。加地骨皮15g，知母15g，白薇15g滋阴凉血，以清虚热。

(二) 瘀血

[症状] 产后发热恶寒，恶露涩少，色紫暗有块，小腹硬痛拒按，面深红。舌紫暗舌边有瘀斑，脉象弦涩有力。

[治法] 通经活血行瘀。

[基础方药] 生化汤（《傅青主女科》）加减。

当归15g，川芎10g，炙甘草10g，桃仁15g，炮姜10g，大枣7枚。加川牛膝20g，丹参15g，红花15g以通络活血。

(三) 外感风寒

[症状] 产后发热恶寒，头身疼痛，无汗，鼻流清涕，咳嗽气促，面色苍白。舌质淡润苔薄白，脉象浮紧。

[治法] 补血疏表。

[基础方药] 杏苏四物汤（韩老临床经验方）。

杏仁15g，苏叶10g，当归15g，熟地15g，川芎10g，白芍15g。

（四）外感风热

[症状] 发热恶风，头痛汗出，咳嗽，口干饮冷，面红。舌苔黄，脉浮数。

[治法] 清热解表。

[基础方药] 银翘散（《温病条辨》）加减。

金银花 15g，连翘 15g，淡豆豉 15g，牛蒡 15g，桔梗 15g，薄荷 10g，竹叶 10g，荆芥穗 10g，甘草 10g。如咳嗽者，加杏仁 15g，前胡 15g 以宣肺止嗽；若热甚烦渴汗出者，加生石膏 20g，麦冬 15g 以生津除烦热；若恶露不下而腹痛者，加丹皮 15g，桃仁 15g 以行瘀血。

（五）脾虚停食

[症状] 产后发热，胸脘胀闷，嗳腐吞酸，心烦嘈杂，不思饮食，便酸臭，面色黄白，唇焦口干，不欲饮，脉弦滑。

[治法] 健脾和胃消滞。

[基础方药] 香砂六君子汤（《古今名医方论》）加减。

人参 10g，白术 15g，茯苓 15g，甘草 10g，陈皮 15g，砂仁 10g，木香 5g，清半夏 10g。如大便秘结者，加少量大黄以涤荡大肠郁垢。

古人对产后发热的论述很多，如薛立斋云："新产妇人，阴血暴亡，阳无所附而外热。"慎斋云："败血为病，乃生寒热，本于营卫不通，阴阳乖格之故。"《济阴纲目》载："李氏曰：产后外感，离床太早，或换衣袭风，冷入下部，令人寒热似疟，头疼不歇。血虚者，芎归汤加人参、紫苏、干葛；血气虚者，补虚汤加陈皮、干姜；……切不可以伤寒治法。"王节斋云："产后脾胃大虚，多有过服饮食，伤滞发热者，误作血虚则不效。凡遇产后发热，便问服何饮食，有无伤积饱闷、恶食泄泻等证，只作伤食治之，若发热饮食调者，方用补血扶正法。"

【临证验案】

刘某，女，27 岁，已婚。1979 年 5 月初诊。

[病史] 产后 3 日，发热恶寒，恶露涩少，色紫暗有块，小腹硬痛拒按，

面深红。舌紫暗，舌边尖有瘀斑，脉象弦涩有力。

[诊断] 产后发热。

[辨证分析] 瘀血停滞，阻碍气机，营卫不通，郁而发热所致。

[治法] 通经活血行瘀。

[方药] 川芎15g，当归15g，桃仁10g，炮姜10g，炙甘草10g，川牛膝15g，红花15g，丹参20g。5剂，水煎服，每日1剂。

二诊：5日后复诊，自诉阴道出血量增多，无血块，2日后量渐少，无发热恶寒，自觉倦怠乏力。拟方如下。

川芎15g，当归15g，炮姜10g，炙甘草10g，川牛膝15g，丹参20g，黄芪20g，山药20g。5剂，水煎服，每日1剂。

随访，服药后热退症消，复如常人。

按语：产后发热一证，有因失血过多，阴虚阳浮于外，营卫失调而发热者；有因恶露不下，阻滞经络而发热者；有因气血不足，外感风寒而发热者；有因饮食不节，损伤脾胃，宿食不化而发热者。原因众多，临证应明辨其因，结合患者的体质而用药治之。

本案患者产后3日发热伴下腹疼痛，观其症状，确为血瘀发热，由于瘀血内阻，营卫不通，阴阳失和，则乍寒乍热；瘀血阻滞胞脉，故恶露不下，色暗有块；胞脉闭阻不通，故腹痛拒按。《傅青主女科》云："产后恶寒发热腹痛者，当主恶血；若腹不痛，非恶血也。"故治疗当以通经活血行瘀，运用生化汤化裁，加川牛膝、红花、丹参以活血行滞，增通络之功，使阴阳和，则热症自除。

第十一节 产后惊悸、恍惚、虚烦

产妇时有胆怯恐惧，心悸气短，为产后惊悸。若记忆力减退，记事不清，心神无定，语言错乱，为产后恍惚。若心烦不宁，坐卧不安，为产后虚烦。

三者皆因阴阳失调，气血不足，产时失血过多，心失所养，神不守舍所致。

《女科证治准绳》记载："《千金》……产后暴苦，心悸不定，语言错乱、恍惚，皆由心虚所致。"薛立斋曰："人所主者心，心所主者血，心血虚，神气不守，惊悸所由来也。当补血气为主。"

治疗以益气养血，安神定悸为主。

【辨证论治】

（一）心气虚弱

[症状] 产后惊悸或恍惚，眩晕，健忘，语言错乱，自汗，烦躁，失眠，面无血色。舌质干淡，脉象虚细无力。

[治法] 益气养血，安神定悸。

[基础方药] 白茯苓丸（《济阴纲目》）。

白茯苓 50g，熟地 50g，人参 25g，肉桂心 25g，远志 25g，石菖蒲 25g，柏子仁 25g，琥珀 25g。加龙齿 50g，牡蛎 50g，上药共为细面，加蜜制成 10g丸，每日早午晚空心各服一丸，久服生效。

[又方] 归脾汤（《重订严氏济生方》）加减。

人参 15g，白术 15g，龙眼肉 15g，远志 15g，茯神 15g，木香 5g，黄芪15g，当归 15g，甘草 10g，酸枣仁 15g。加麦冬 15g，五味子 15g，牡蛎 20g，龙齿 20g。

（二）瘀血冲心

[症状] 产后心中烦闷，坐卧不安，恶露不下，时欲狂妄，失眠，小腹胀痛，面色紫暗，唇舌深红。舌边有瘀斑，脉象弦涩有力。

[治法] 通经活络。

[基础方药] 加味川芎散（韩老临床经验方）加减。

川芎 10g，生地 15g，白芍 15g。加川牛膝 15g，蒲黄 15g，五灵脂 15g 以通经活络。

（三）阴虚内热

[症状] 产后心烦不宁，头眩健忘，失眠，善惊，盗汗，手足心热，面红颧赤，舌干红无苔，口干不欲饮，脉象弦细数。

[治法] 养阴安神定悸。

[基础方药] 人参当归汤（《六科准绳》）加减。

人参 15g，当归 15g，熟地 15g，天冬 15g，肉桂 5g，白芍 20g。加麦冬 15g，竹茹 15g，知母 15g 以滋阴除烦。

【临证验案】

肖某，女，29 岁。1976 年 9 月 11 日初诊。

[病史] 自产后 10 余日一直出现胆怯恐惧，心悸气短，眩晕健忘，语言错乱，自汗，烦躁，失眠，面无血色。舌质淡少津，脉弦细。

[诊断] 产后惊悸（心气虚弱）。

[辨证分析] 产后失血过多，气血不足，心失所养，神不守舍，故出现胆怯恐惧，心悸气短。

[治法] 益气养血，安神定悸。

[方药] 人参 15g，白术 15g，龙眼肉 15g，远志 15g，茯苓 15g，木香 5g，黄芪 15g，当归 15g，甘草 10g，酸枣仁 15g，麦冬 15g，五味子 15g，牡蛎 20g，龙齿 20g。7 剂，每日 1 剂，水煎，早晚温服。

二诊：诸症减轻，守原方再进 10 剂，诸症全消。

按语：方中黄芪甘温补脾益气，与当归配伍，寓当归补血汤之义，使气旺则血自生，血足则心有所养；龙眼肉既能补脾气，又能养心血；人参、白术甘温补气；当归滋养营血，与龙眼肉相伍能够增加补心养血之功效；茯苓、酸枣仁、远志宁心安神；木香理气醒脾，与补气养血药配伍，使之补不碍胃，补而不滞；麦冬、五味子滋阴生津；牡蛎、龙齿安神定悸；甘草补气健脾，调和诸药。

第十二节　产后瘛疭

产后四肢拘急，屈伸不利，甚至项背强直，牙关紧闭为产后瘛疭或拘挛，又名"鸡爪风"。

产后瘛疭的发病原因主要是产后失血过多，筋脉失养；平素性躁多怒，肝经血燥，血不濡筋。

薛立斋说："瘛者，筋脉拘急也；疭者，筋脉弛缓也"。经云，肝主筋藏血，肝气为阳，为火，肝血为阴，为水。产后阴血去多，阳火炽盛，筋无所养而然。《妇人大全良方》又云："产后中风，筋脉挛急者，是气血不足，脏腑俱虚，日月未满而早劳役，动伤脏腑；虚损未复，为风邪冷气初客于皮肤经络。则令人顽痹不仁，赢乏少气，风气入于筋脉，挟寒则挛急也。"

【辨证论治】

[症状] 产后四肢及项背拘急，两手指不得屈伸，甚至口噤痰壅，肢体顽麻，动作不便，牙关紧闭，面色虚红，便尿失禁。舌质干淡，脉弦细。

[治法] 滋阴补血柔肝。

[基础方药] 六味地黄丸（《小儿药证直诀》）加减。

熟地 15g，山药 10g，山茱萸 15g，茯苓 15g，泽泻 10g，丹皮 15g。加白芍 15g，怀牛膝 10g，木瓜 15g 以敛阴通络舒筋。

[又方] 八珍汤（《正体类要》）加减。

人参 15g，白术 15g，茯苓 15g，甘草 10g，当归 15g，川芎 10g，白芍 15g，熟地 15g。加丹皮 15g，钩藤 15g 以镇静舒筋。

第十三节　产后大便难

产后大便艰涩，或数日不解，或排便时干燥疼痛，难以解出者，称为产后大便难，属新产三病之一。

产后大便不通因平素阴血不足，产后失血过多，津液耗损，肠道枯涸，脾胃虚弱，运化失常，气血两虚，津液不足，肠道不润所致。

薛立斋云："产后大便不通，因去血过多，大肠干涸，或血虚火燥，不可计日期，饮食数多。用药通之、润之。必待腹满觉胀，自欲去而不能去，乃结在直肠，宜胆汁导之。若服苦寒药通之，反伤中焦元气，或愈难通，或通而泻不止，必为败证。若血虚火燥，加味逍遥散。气血俱虚，八珍汤，慎不可用麻仁、杏仁、枳壳之类。"

治疗以滋阴补血润肠为主。产后大便难着重阴血和津液耗损，肠道干涸不润，与阳明燥实和中气不足之大便不通截然不同。切忌苦寒攻下，伤阴损血，又忌补阳益气留邪之药。

【辨证论治】

(一) 阴血不足

[症状] 产后数日大便不解,小腹无胀无痛,饮食如常,眩晕健忘,皮肤不润,面色虚红,唇舌干淡,手足心热,脉象弦细。

[治法] 滋阴补血,润燥通秘。

[基础方药] 四物汤(《太平惠民和剂局方》)加减。

当归15g,熟地15g,白芍15g,川芎10g。加肉苁蓉15g,松仁15g,黑芝麻15g以滋阴润肠通秘。

[又方] 育阴补血汤(韩老临床经验方)加减。

当归20g,熟地15g,山药15g,山茱萸15g,枸杞子15g,白芍20g,龟甲20g,鳖甲20g,炙甘草5g。加肉苁蓉15g,火麻仁15g滋补经血,润肠通便。

(二) 脾胃虚弱,气血两亏

[症状] 产后数日大便难下,胸闷,小腹胀痛,呃逆,不思饮食,倦怠,面色萎黄,舌质淡,脉象虚缓。

[治法] 健脾补气,养血润燥。

[基础方药] 八珍汤(《正体类要》)加减。

人参15g,白术15g,茯苓15g,甘草10g,当归15g,川芎10g,白芍15g,熟地15g。加郁李仁15g,火麻仁15g以润肠通秘。

[又方] 益气养血汤(韩老临床经验方)加减。

人参15g,熟地15g,黄芪15g,白芍15g,茯苓15g,陈皮15g,香附15g,当归15g,川芎15g,桔梗15g,生甘草10g。加火麻仁15g,郁李仁15g以滋阴润肠通便。

【临证验案】

于某,女,25岁。1977年6月初诊。

[病史] 产后5日大便难下,时有胸闷气短,小腹胀满,呃逆,不思饮

食，倦怠乏力，乳汁量少，睡眠欠佳，望其精神疲惫，面色萎黄。舌质淡，切其脉象虚缓。

[诊断] 产后大便难。

[辨证分析] 脾胃虚弱，气血两亏所致。

[治法] 健脾益气，养血润燥。

[方药] 熟地20g，白芍20g，川芎10g，当归15g，茯苓15g，白术15g，甘草10g，郁李仁15g，火麻仁15g，党参10g。2剂，水煎服，日一剂，早晚分服。

二诊：服上方2剂后，大便已通畅，但胸闷气短，腹胀痛仍存在，眠食均有好转，自觉精神状况较佳。舌质淡，脉虚细。仍属气血两亏之证，治以补气养血为主，宗前方加减。

熟地20g，白芍20g，川芎10g，当归15g，茯苓15g，白术15g，甘草10g，郁李仁10g，党参10g，黑芝麻15g，肉苁蓉15g，桃仁10g。4剂。

此后，患者大便正常，日一次，神清气爽，纳眠佳，舌质淡，苔薄白，脉稍细。嘱再服3剂，病见痊愈。

按语：产后大便难，临床较常见，仲景谓此病为新产三病之一。其主要原因多为阴血亏虚。

本案为素体脾胃虚弱，气血两亏，产时耗伤气血，使气血愈虚，肺气不足，失于宣泄，肠道失于濡润，以致产后便难。大肠以通为用，泻而不藏，故予以健脾补气，养血润燥之法最为适宜。

第十四节 产后小便频数、失禁

产后小便次数增多，甚至日夜数十次，伴有疼痛、急迫者，称为产后小便频数。产后排尿不能自己控制而自遗者，称为产后小便失禁。产后小便频数与失禁主要是气虚不固，中气下陷而致；或肾气不足，冲任不固，膀胱失约；或阴虚相火内炽，灼伤胕脉，甚者尿血，收生不慎损伤膀胱。

《妇人大全良方》云："夫产后小便频者，乃气虚不能制约故也。"朱丹溪云："有收生不谨，损破产妇尿胕，致病淋漓。"

产后小便频数与失禁，不论内伤与外伤，总系膀胱失于制约所致，其病位在膀胱。然膀胱与肾相表里，肺又为水上之源，辨治之关键在于小便频数发生的时间，若以夜间频数较重者，责之于肾多为阴亏或阳虚，昼夜无明显差别者，多由于肺脾气虚。治疗法则总以补气为主，佐以收敛固涩之药，使补而不滞不腻。

【辨证论治】

（一）气虚

[症状] 产后便尿勤出无度，或遗尿不能自止；头眩，气短汗出，小腹无胀无痛而下坠，面色㿠白。舌质淡润，脉象虚缓。

[治法] 益气升陷固摄。

[基础方药] 补中益气汤（《脾胃论》）加减。

黄芪20g，人参15g，白术15g，甘草10g，陈皮15g，当归15g，升麻10g，柴胡10g，大枣5枚。加山茱萸15g，益智仁20g以益肾收敛。

（二）肾虚不固

[症状] 产后便尿频数或小便不能自止，夜间尤甚，头眩健忘，腰酸腿软，四肢不温，面色晦暗。舌质淡润，脉象沉弱。

[治法] 温补肾阳，佐以固摄。

[基础方药] 八味肾气丸（《金匮要略》）加减。

熟地15g，山药15g，山茱萸15g，泽泻10g，丹皮15g，茯苓15g，肉桂10g，附子10g。加桑螵蛸15g，覆盆子15g，补骨脂15g以助命火而涩小便。

[又方] 桑螵蛸散（《备急千金要方》）。

桑螵蛸25g，鹿茸10g，人参15g，黄芪20g，厚朴10g，牡蛎20g，赤石脂25g。上药共为细面，每日10g，分3次口服，米汤送下。

（三）膀胱虚热

[症状] 产后便尿频数，时有尿血，尿道热痛，心烦不宁，四肢发热，面色虚红，口干不欲饮。唇干红无苔，脉象弦细数。

[治法] 滋阴凉血清热。

[基础方药] 知柏地黄汤（《小儿药证直诀》）加减。

生地 15g，丹皮 15g，山茱萸 15g，山药 15g，茯苓 15g，泽泻 10g，知母 15g，黄柏 10g。加茅根 20g，小蓟 20g 以清热止血。

[又方] 导赤散（《小儿药证直诀》）加减。

生地 15g，木通 10g，竹叶 15g，甘草 10g。加怀牛膝 15g，小蓟 20g，茅根 20g，丹皮 15g 以清热凉血止血。

（四）伤损膀胱

[症状] 产后小便淋漓疼痛，或有血尿，或遗尿不能自止，六脉和缓。

[治法] 益气固脬止血。

[基础方药] 黄芪当归散（《医宗金鉴》）加减。

黄芪 15g，当归 15g，人参 10g，白术 15g，白芍 15g，甘草 10g。猪膀胱 1 个熬汤取汁煎药，姜枣为引。如尿血多者，加棕榈炭 15g，炒地榆 20g，蒲黄炭 20g 以增加止血之力。

【临证验案】

王某，女，30 岁。1992 年春初诊。

[病史] 产后出现尿频，尿急持续 2 个月余，小便清长，夜尿增多，伴有头晕耳鸣，腰膝酸软，四肢不温，面色晦暗。舌淡苔白，脉滑细无力，尺脉尤甚。

[诊断] 产后小便频数。

[辨证分析] 肾虚关门不利，膀胱失约，则小便频数，夜尿频多。

[治法] 温补肾阳，固摄止溺。

[方药] 附子 10g，肉桂 10g，熟地 20g，山茱萸 15g，杜仲 15g，山药 20g，益智仁 20g，桑螵蛸 20g，甘草 10g。7 剂，每日 1 剂，水煎，早晚温服。

1 周后患者前来复诊诉尿频、尿急症状消失，四肢转温，余症减轻。上方减附子、桑螵蛸，加枸杞子 20g，女贞子 20g，龟板 20g 以填补肾精。5 剂后，病证痊愈。

按语： 该患新产之后，出现尿频、尿急，且伴有头晕耳鸣，腰膝酸软，四肢不温，面色晦暗等一派肾阳不足之征象。此为产育损伤所致。因胞脉者系于肾，产时过力，致肾气虚，膀胱气化失职，关门不利。故治以温补肾阳，固摄止溺。临证时要注意与产伤导致的尿瘘相鉴别，以免延误治疗。

第十五节 产后小便不通

产后小便点滴而下，甚或闭塞不通，小腹胀急疼痛者，称为"产后小便不通"。发生产后小便不通的原因有平素肾气不足，产后肾气愈虚，命门火衰，膀胱不化；肺脾两虚，产后气血耗损，脾失运化，肺失输布，膀胱津液枯涸；情志所伤，郁怒不解，气机不畅，肝失疏泄。

《谢映庐医案·癃闭门》有云："小便通与不通，全在气化与不化。"《产孕集》云："产后小便不通，腹胀如鼓，闷乱不醒，盖缘未产前内积冷气，遂致产时尿胞运动，用盐于脐中填平，用葱白捣一指厚，安盐上，以艾炷饼上灸之，觉热气入腹内，即时便通，神验。"

产后小便不通有虚实之别，虚者宜补气温阳以化之，实者宜疏利决渎以通之。

如因产后由于会阴侧切伤口疼痛，或者担心侧切伤口裂开，不敢排尿，使膀胱过度充盈而失去收缩力，出现尿储留，要告知产妇心理因素对疾病的影响，帮助其克服心理障碍。

【辨证论治】

（一）肾阳亏虚

［症状］产后小便不利，甚至点滴不出，小腹胀痛，心烦不宁，腰酸腿软，四肢不温，面色晦暗。舌质淡润苔白滑，脉象沉弱。

［治法］温肾益火行水。

［基础方药］肾气丸（《金匮要略》）加减。

熟地15g，山药15g，山茱萸15g，泽泻10g，丹皮15g，茯苓15g，肉桂10g，附子10g。加补骨脂15g，益智仁15g，菟丝子15g，巴戟天15g以温补肾阳。

［又方］益阳渗湿汤（韩老临床经验方）加减。

熟地15g，山药15g，白术15g，茯苓15g，泽泻10g，枸杞15g，巴戟天

15g, 菟丝子 15g, 肉桂 10g, 附子 10g, 鹿角胶 15g, 补骨脂 15g, 陈皮 10g, 甘草 10g。加桂枝 15g, 怀牛膝 15g, 车前子 15g 以温阳化气, 利水通溺。

（二）肺脾亏虚

[症状] 产后小便不利甚至点滴不出, 小腹无胀无痛, 头眩, 气短, 汗出, 语言无力, 精神不振, 面色浅淡。舌质淡润, 脉象虚缓。

[治法] 益气生津。

[基础方药] 通脬饮（《沈氏女科辑要》）加减。

黄芪 15g, 麦冬 15g, 通草 15g。加五味子 15g, 怀牛膝 15g, 茯苓 15g, 山药 15g 以理肺健脾, 生津利尿。

（三）气滞

[症状] 产后小便不利甚至点滴不出, 头眩, 胸胁胀满, 小腹坠胀, 面色暗滞, 舌苔微黄, 脉象弦缓。

[治法] 调肝理气利尿。

[基础方药] 逍遥散（《太平惠民和剂局方》）加减。

当归 15g, 白芍 15g, 柴胡 10g, 茯苓 15g, 丹皮 15g, 栀子 15g, 白术 10g, 甘草 10g, 薄荷 10g。减辛热伤阴之煨姜; 加滑石 15g, 竹叶 15g, 牛膝 15g, 车前子 15g 以调气通利。

[又方] 木通散（《妇科玉尺》）。

木通 15g, 滑石 15g, 冬葵子 15g, 槟榔片 10g, 枳壳 10g, 甘草 10g。

第十六节　产后泻痢

产后排便次数增多, 粪便稀溏, 泻下物如水样, 甚至引起下利脓血, 里急后重之证, 称为产后泻痢。

产后泻痢主要病因是气血虚, 营卫失调, 外感风寒暑湿, 或饮食失节, 损伤脾胃, 运化失常, 清浊不分而致。甚者变为痢疾, 便下脓血, 里急后重。如血渗大肠, 则为血痢, 世医谓之产子痢; 若因寒冷, 则泻下白脓（如鱼脑）; 若因湿热, 则泻下黄赤, 或为瘀血; 若因冷热相搏, 则泻下赤白或脓血相杂；若饮食不进，便利无常，日夜无度，体质衰弱，谓之虚羸下痢；若因产后气血不调而下痢赤白，谓之气痢；若虚泻眼昏不识人，乃形气脱散之危症，必用参、附方能同生。

《女科经纶》记载："郭稽中曰：产后腹痛，及泻痢者何？答曰：产后肠胃虚怯，寒邪易侵。若未盈月，饮冷当风，乘虚袭留于肓膜，散于腹胁，故腹痛作阵，或如刀刺。流入大肠，水谷不化。洞泻肠鸣，或下赤白，胠胁䐜胀，或走痛不定。急服调中汤立愈。若以为积滞取之，祸不旋踵，谨之。"陈无择说："产后下痢非止一证，当随所因而调之。既云饮冷当风，何所不至，寒热风湿，本属外因，喜怒忧思，还从内性，况劳逸饥饱，皆能致病。若其洞泻，可服调中汤，赤白滞下，非此能愈，各随门类，别有正方。"

产后泻痢的治疗，若因热者则凉之；因冷者则温之；冷热相搏者则调之；因滑脱者则固涩之；因虚羸者则补之；因水谷不分者则利小便；因性躁多怒者则调其气，未有不安者也。若产后恶露未净，当先服生化汤一两剂，稍加利尿之品，俟其血生，然后补气消食，燥湿以分利水道，使无滞涩虚虚之失。若过月余外，宜按杂证辨症施治。

【辨证论治】

（一）脾虚

[症状] 产后腹泻肠鸣，胸脘胀闷，少腹疼痛，小便不利，倦怠，不思饮食，面色萎黄，脉象虚缓。

[治法] 健脾渗湿止泻。

[基础方药] 参苓白术散（《太平惠民和剂局方》）。

人参15g，白术15g，茯苓20g，扁豆15g，陈皮15g，山药15g，甘草10g，莲子肉15g，砂仁10g，薏苡仁15g，姜枣为引。

（二）寒湿

[症状] 产后腹泻冷痛，小便清白，四肢不温，面色青白，口不干不渴。唇舌淡润，脉象沉缓。

[治法] 健脾温中止泻。

[基础方药] 调中汤（《证治准绳》）加减。

高良姜 10g，当归 15g，肉桂 10g，白芍 20g，川芎 10g，附子 10g，人参 10g，甘草 10g。加白术 15g，茯苓 15g 以利健脾渗湿。

（三）湿热

[症状] 产后泻下黄水，小便不利，肛门灼热，心烦口渴，四肢发热，腹中阵痛，口苦咽干，喜冷饮。面红舌赤苔黄，脉象弦滑数。

[治法] 清热利湿止泻。

[基础方药] 清热止泻汤（韩老临床经验方）。

黄芩 15g，黄连 15g，白芍 20g，竹叶 15g，滑石 15g，白术 15g，茯苓 15g，泽泻 10g，甘草 10g。

（四）热伤胞脉

[症状] 产后便下血液，色黑紫有块，腹痛下坠，心烦口渴，小便自利，面红唇焦。舌赤，苔微黄，脉象弦滑数。

[治法] 清热凉血止痢。

[基础方药] 槐连四物汤（《医宗金鉴》）加减。

当归 15g，白芍 25g，生地 15g，川芎 10g，槐花 25g，黄连 15g，米壳 5g。加炒地榆 25g，麦冬 15g 以清热生津止血。

（五）寒湿

[症状] 产后下利白脓，腹痛下坠，小便不利，尿色清白，四肢不温，面色㿠白。唇舌淡润，脉象虚缓。

[治法] 益气温中止痢。

[基础方药] 补中益气汤（《脾胃论》）加减。

黄芪 20g，人参 15g，白术 15g，甘草 10g，陈皮 15g，当归 15g，升麻 10g，柴胡 10g，姜枣为引。加茯苓 15g，山药 15g 以健脾渗湿止痢。

[又方] 八味肾气丸（《金匮要略》）加减。

熟地 15g，山药 15g，山茱萸 15g，泽泻 10g，丹皮 15g，茯苓 15g，肉桂 10g，附子 10g。加补骨脂 15g，肉豆蔻 15g 以益火止痢。

[三方] 益阳渗湿汤（韩老临床经验方）加减。

白术 15g，茯苓 15g，山药 15g，泽泻 10g，巴戟天 15g，肉桂 10g，附子 10g，鹿角胶 15g，补骨脂 15g，陈皮 10g，甘草 10g。加党参 15g，肉豆蔻 15g，薏苡仁 15g 以温阳止泻。

（六）湿热相搏

[症状] 产后便下赤白，脓血相兼，腹中坠痛，小便不利，心烦呃逆，胸胁胀满，不思饮食，面色黄白，唇焦。舌苔微黄，脉象弦数兼滑。

[治法] 清热利湿，调气止血。

[基础方药] 白头翁汤（《伤寒论》）加减。

白头翁 25g，黄柏 10g，黄连 15g，秦皮 15g。加阿胶（烊化）15g，黄芩 15g，炒地榆 25g 以清热止血痢。

[又方] 黄连丸（《证治准绳》）加减。

黄连 15g，黄芩 15g，黄柏 10g，栀子 10g，阿胶（烊化）15g，蒲黄 15g，当归 15g。

[三方] 加减生化汤（韩老临床经验方）。

川芎 15g，当归 15g，甘草 10g，桃仁 15g，茯苓 15g，陈皮 15g，木香 5g。此方攻补兼施，治疗产后瘀血成痢者尤为良效。

【临证验案】

刘某，女，30 岁。1982 年 11 月 16 日初诊。

[病史] 产后 1 个月，大便泄泻。患者 1 个月前剖宫产一男婴，随即出现大便泄泻，伴有脘腹胀满，神疲肢倦，不思饮食，面部浮肿。平素带下量多，色白质黏，无臭气。舌淡胖，苔白腻，脉缓弱。

[诊断] 产后泻痢。

[辨证分析] 证属脾气虚弱，运化失权，水湿下走大肠所致。

[治法] 补脾益气，除湿止泻。

[方药] 人参 15g，白术 15g，茯苓 20g，扁豆 15g，陈皮 15g，山药 15g，莲子肉 15g，砂仁 10g，薏苡仁 15g，甘草 10g，枣姜引。7 剂，每日 1 剂，水煎，早晚温服。

治疗 1 个月余，诸症悉除。

按语： 本病多由素体脾肾阳虚，加之产时复伤气血，气随血脱，而脾气愈虚，运化失常，清浊不分，湿邪下注大肠所致。方中以人参、白术、茯苓益气健脾渗湿；山药、莲子肉、人参健脾益气，兼能止泻；白扁豆、薏苡仁助白术、茯苓健脾渗湿；佐以砂仁醒脾和胃，行气化滞；炙甘草健脾和中，调和诸药。全方合用，补其中气，渗其湿浊，从而恢复脾胃受纳与健运之职，则诸症自除。

第十七节　产后蓐劳

产妇平素体质不健，气血虚衰，津液亏损，产后气血津液愈伤，体内阴阳互不平衡，五脏虚衰而产生蓐劳，本证即虚损之败症。

产后蓐劳主要是五脏虚衰，特别是肺、脾、肾三脏的生理功能失常。肺主气，朝百脉，输布精微，如雾露之灌溉，濡养全身。如肺气不足，肃降失常，水精失布，或外感风寒，损伤肺气则产生蓐劳。脾为后天之本，生化气血之源泉，营养脏腑。如脾气不足，运化失职，水谷不化，气血不生，则产生蓐劳。肾为先天之根，主藏精气，化生精髓，充实体内各部。如肾气不足，阴精不化，膏脂不生，阴阳互不协调，则产生蓐劳。

《妇人大全良方》云："产后蓐劳者，此由生育日浅，血气虚弱，饮食未平，不满百日，将养所失，风冷客之，搏于气血，不能温于肌肤，致使虚乏劳倦，乍卧乍起，容颜憔悴，食饮不消，风冷邪气感于肺，肺受微寒，故咳嗽口干，遂觉头昏，百节疼痛。营卫受于风邪，流注脏腑，须臾频发，时有盗汗，寒热如疟，背膊烦闷，四肢不举，沉重着床，此蓐劳之候也。"

总以扶养正气，调补肺脾肾为治疗大法。产后蓐劳为产后虚损之证，故当遵《黄帝内经》"劳者温之""损者益之""衰者补之""形不足者，温之以气；精不足者，补之以味"之宗旨，以达到补其不足，益其虚损之目的。虚不受补者，应先取中州，扶养脾胃之气。若虚中夹实者，又宜扶正祛邪，攻补兼施，但产后蓐劳其本在虚，故祛邪之时当慎，勿犯虚虚之戒。

【辨证论治】

（一）脾胃虚弱

[症状] 平素饮食减少，产后更不思食，肌肉消瘦，体倦多卧，腹胀便溏，面浮肢肿，手足不温，面色萎黄。舌质淡润，脉象虚缓。

[治法] 健脾益气和胃。

[基础方药] 香砂六君子汤（《古今名医方论》）加减。

人参10g，白术15g，茯苓15g，甘草10g，陈皮15g，砂仁10g，木香5g，清半夏10g。加当归15g，白芍15g以补血敛阴。

[又方] 归脾汤（《重订严氏济生方》）。

白术15g，人参15g，黄芪15g，当归15g，茯神15g，远志15g，酸枣仁15g，龙眼肉15g，木香5g，甘草10g。

（二）肺气虚损

[症状] 素有微咳，产后咳嗽尤甚，气短汗出，发热恶寒，关节疼痛，皮毛憔悴，胸闷喘不得卧，面色浮白。舌质淡润，脉象浮滑无力。

[治法] 补肺益气止嗽。

[基础方药] 补中益气汤（《脾胃论》）。

黄芪20g，人参15g，白术15g，甘草10g，陈皮15g，当归15g，升麻10g，柴胡10g，姜枣为引。加麦冬15g，五味子15g以生津止嗽。

[又方] 人参鳖甲散（《妇人大全良方》）。

黄芪15g，鳖甲20g，牛膝15g，人参15g，茯苓15g，当归15g，白芍15g，桑寄生15g，麦冬15g，熟地15g，桃仁10g，肉桂5g，甘草10g，续断15g。猪肾熬汤送服。此方用汤剂、丸剂均可。

（三）肾阴亏虚

[症状] 产后寒热往来，自汗盗汗，头眩健忘，腰酸腿软，手足心热，面红颧赤，舌干红无苔，脉象弦细数。

[治法] 滋阴补肾。

[基础方药] 六味地黄汤（《小儿药证直诀》）加减。

熟地 15g，山药 10g，山茱萸 15g，茯苓 15g，泽泻 10g，丹皮 15g。加龟甲 20g，牡蛎 20g，女贞子 15g，白芍 15g 以滋阴潜阳。

［又方］育阴汤（韩老临床经验方）加减。

熟地 15g，山药 15g，续断 15g，桑寄生 15g，怀牛膝 15g，山茱萸 15g，白芍 15g，牡蛎 20g，杜仲 15g，海螵蛸 20g，菟丝子 15g，龟甲 20g。阴虚内热者，加地骨皮 15g，知母 15g；兼见肾阳虚者加菟丝子 15g，巴戟天 15g。

（四）肾阳亏虚

若面色晦暗，舌质淡润，四肢不温，胫酸足寒，尿频，脉象沉弱，此属肾阳不足之征。用八味肾气丸加怀牛膝 15g，巴戟天 15g，以益肾扶阳。方见产后小便数频、失禁肾虚不固型。

第十八节　缺　乳

产妇乳汁缺少，或点滴不出为缺乳，又名乳汁不通。

产妇乳汁不通病因有二，一因平素气血不足，产时耗气损血，气虚血少，不能蒸化乳汁而致缺乳；二因性躁多怒，肝失条达，气滞血瘀，脉络不畅而致乳汁不通。

张景岳云："妇人乳汁乃冲任气血所化，故下则为经，上则为乳。若产后乳迟、乳少，由气血不足，而犹或无乳者，其为冲任之虚弱无疑。"《三因极一病证方论》云："产妇有二种乳脉不行，有血气盛而壅闭不行者，有血少气弱涩而不行者，虚当补之，盛当疏之。盛者当用通草、漏芦、土瓜根辈，虚者当用炼钟乳粉、猪蹄、鲫鱼之属，概可见矣。"

对于产后缺乳的诊治，亦必须运用四诊八纲，审因辨证，选方用药。如脾胃虚弱，运化失常，饮食减少，气血无生，产时气血两伤，不能蒸化为乳，此皆属气虚血少乳汁缺乏，一般乳房柔软，乳汁清稀，治疗当用益气补血调和脾胃，不宜攻破之属。如因性躁多怒，肝失条达，气滞血瘀，乳汁不通，此属肝郁气滞乳汁不通，一般乳房胀硬而痛，乳汁浓稠。治疗当用活血通络调肝理气，不宜补益之辈。

【辨证论治】

(一) 气虚血少

[症状] 平时饮食减少，肌肉消瘦，产后乳汁缺少，乳房无胀无痛，眩晕，倦怠，气短汗出，皮肤不润，面色萎黄。舌质淡润，脉象虚缓。

[治法] 健脾和胃，益气养血。

[基础方药] 通乳丹（《傅青主女科》）。

人参 15g，黄芪 15g，当归 15g，麦冬 15g，通草 10g，桔梗 15g。猪蹄汤煎药。

[又方] 八珍汤（《正体类要》）加减。

人参 15g，白术 15g，茯苓 15g，甘草 10g，当归 15g，通草 15g。

(二) 肝郁气滞

[症状] 产后乳汁不通，乳房胀痛，胸胁满，气逆，善太息，无故多怒，精神抑郁，面色暗滞。舌苔微黄，脉象弦滑有力。

[治法] 调肝理气通络。

[基础方药] 下乳涌泉散（《清太医院配方》）加减。

当归 15g，白芍 15g，生地 15g，川芎 10g，柴胡 10g，青皮 10g，栝楼根 15g，漏芦 15g，桔梗 15g，通草 15g，白芷 10g，穿山甲 15g，王不留行 15g，甘草 10g。减去疏表之白芷，加川楝子 15g 以助调理肝气之功。猪蹄汤煎服。

[又方] 百灵调肝汤（韩老临床经验方）加减。

当归 15g，赤芍 15g，怀牛膝 15g，通草 15g，王不留行 15g，皂角刺 15g，瓜蒌 15g，枳实 10g，川楝子 15g，青皮 15g，炙甘草 10g。加漏芦 15g，路路通 15g，穿山甲 15g。

[外治法] 如乳房不红不肿者，可用热姜汁洗涤乳房，或用热物敷熨之；若乳房热胀红肿者，可用冷布敷之，或用冷汤洗涤为妙。此两种外治法，能调节寒热，宣通气血。

产妇缺乳，虽有虚实之分，但在临床则属虚者多见，属实者较少。

《傅青主女科》云："妇人产后绝无点滴之乳，人以为乳管之闭也。谁知是气与血之两涸乎。夫乳乃气血之所化而成也，无血固不能生乳汁，无气亦不能生乳汁。然两者之中，血之化乳，又不若气之所化尤速。新产之妇，血已大亏，血本自顾不暇，又何能以化乳？乳全赖气之力，以行血而化之也，今产后数日，而乳不下点滴之汁，其血少气衰可知。……世人不知大补气血之妙，而一味通乳，岂知无气则乳无以化，无血则乳无以生……治法宜补气以生血而乳汁自下，不必利窍通乳也。"

【临证验案】

陈某，女，22岁，已婚。1988年6月初诊。

[病史] 产后4日，乳汁量少，点滴即止，乳房无胀无痛，眩晕，倦怠，气短汗出，肌肉消瘦，皮肤不润，面色萎黄。舌质淡润，脉象虚缓。

[诊断] 缺乳。

[辨证分析] 气虚血少，乳汁缺乏。

[治法] 健脾和胃，益气养血。

[方药] 人参15g，白术15g，茯苓15g，甘草10g，当归15g，白芍15g，川芎10g，熟地15g，王不留行15g，通草15g，黄芪15g，麦冬15g，桔梗15g。猪蹄汤煎药，日1剂。

二诊：药进后乳汁量较前增多，食欲增加，自觉精神如常人，以八珍汤加味调服再进5剂，可保安康。

按语：妇人之乳，资于冲脉。与胃经相通，为气血所化。产后缺乳，临证常见。病因分虚实二端，一般虚者乳大而软，属化源不足；实者乳大而硬，属流不通。虚当补之，盛当疏之。

本案例为平素气血不足，复因产时耗气损血，气血愈虚，气虚血少不能蒸化乳汁而致缺乳，治当健脾和胃，益气养血，方选八珍汤合通乳丹，四君子汤加黄芪补气，四物汤补血，王不留行、通草以宣通经络，桔梗载药上行，以助通乳之力，全方配伍既补其虚，又通其络，使化源充足，乳汁自下。临床亦常以猪蹄汤、鲫鱼汤作为食疗之法。

第十九节　乳汁自出

妇人产后，乳汁不经婴儿吮吸随时自然流出，甚或终日不断的，称为乳汁自出。

产妇乳汁自出，一种是阴血偏盛，阳气不足，气虚不固；另一种是肝经郁热，肝气妄动，疏泄过度。未产之妇亦有少数人乳汁自出者，此为乳泣。但也有身体健壮，气血旺盛，乳房胀满乳汁自溢者，此属生理之常，不属病理之变，切不可妄投药剂。

薛立斋云："……若气血虚弱而不能生化者，宜壮脾胃。怒动肝胆而乳肿汁出者，宜清肝火。夫乳汁乃气血所化，在上为乳，在下为经。"《景岳全书·妇人规》指出："产后乳自出，乃阳明胃气之不固，当分有火无火而治之，无火而泻不止，由气虚也，宜八珍汤、十全大补汤；若阳明血热而溢者，宜保阴煎或四君子汤加栀子；若肝经怒火上冲，乳胀而溢者，宜加减一阴煎；若乳多胀痛而溢者，宜温帛熨而散之。"

若气虚不固，治宜补益元气，滋养津血，但忌蛮补；若有肝经郁热，治宜疏肝清热，但不宜过于寒凉；佐以收敛固涩之药，使气机固摄有力，疏泄有权，保证乳汁贮量丰裕，按需疏泄。本病在辨证治疗的同时，乳母尚需加强营养，保持精神愉快。乳房胀痛或有块的，要作局部热敷，并保持乳头清洁，以预防其他乳腺疾病的发生。

【辨证论治】

（一）气虚不固

[症状] 产妇乳房无胀无痛而乳汁自溢，乳量不多，乳汁清稀，头眩，心悸，气短汗出，饮食减少，面色萎黄。舌质淡润，脉象虚大而缓。

[治法] 益气固摄。

[基础方药] 十全大补汤（《太平惠民和剂局方》）加减。

人参15g，白术15g，黄芪20g，茯苓15g，甘草10g，当归15g，白芍15g，川芎10g，熟地15g，肉桂10g。加五味子10g，牡蛎20g以收敛固涩。

（二）肝经郁热

[症状] 乳房热胀，乳汁自溢，乳色黄稠，或有少量血液，心烦呃逆，胸胁胀满，四肢发热，性情急躁，面红，舌赤，苔黄燥，大便干，小便赤，脉象弦数。

[治法] 调肝清热凉血。

[基础方药] 丹栀逍遥散（《女科撮要》）加减。

丹皮15g，栀子15g，当归10g，白芍15g，柴胡10g，茯苓15g，白术15g，薄荷10g，甘草10g。减辛热助热之煨姜；加黄芩15g，生地15g以清热养阴。如出血者，加茅根20g，小蓟20g以清热凉血止血；大便秘者，加少量大黄以清热通秘。

[又方] 麦芽100g，水煎作茶饮，能起到回乳作用。根据《本草纲目》记载，焦山楂、神曲亦同样能起到回乳作用，但哺乳期不宜服用。

【临证验案】

陈某，女，31岁。1979年9月3日初诊。

[病史] 新产之后月余，不经婴儿吸吮则乳汁时而溢出，乳汁色黄黏稠，乳房胀痛，胸胁胀满，性情急躁，面赤，口苦咽干，手足发热，小便赤，大便干。舌红苔黄燥，脉弦数。

[查体] 双乳无红肿硬块。

[诊断] 乳汁自出。

[辨证分析] 证属肝经郁热，热扰冲任，热伤乳络所致。

[治法] 疏肝解郁，清热敛乳。

[方药] 生地20g，牡丹皮15g，栀子15g，当归15g，白芍15g，茯苓15g，合欢花10g，淡竹叶10g，沙参15g，麦芽20g，生甘草10g。7剂，每日1剂，水煎，早晚温服。

嘱其调情志，勿动火。

二诊：复诊时乳汁自出现象减少，余诸症均有好转，大便恢复正常，舌质略红，苔微黄，脉弦细。根据脉症所见，余热未尽，守上方再进5剂，病瘥痊愈。

按语： 该患者产后乳汁自出，迁延不愈，系肝郁化热，热邪伤及乳络，迫乳外泄。欲乳汁内敛而不外泄，必清其肝火。故立疏肝解郁，清热敛乳之法。方中牡丹皮、栀子清热泻火；白芍养血敛阴，柔肝缓急，当归养血和血，二药合用补肝体而助肝用；白术、茯苓、甘草健脾益气，以助后天，且使营血生化有源，肝血旺盛，则肝火必衰，火热之邪已去则乳自安矣。

第二十节 产后产门不收，阴门肿胀热痛

产门不收和阴门肿胀热痛是指产后阴道外口不能闭合，肿胀热痛。

历代医家对此症未加详注，一般认为是产后气血虚弱和肝经湿热所致。根据临床体会，其原因不外是脾胃素虚，中气下陷；或肝阴不足，产后失血，筋脉失养；或肾气不足，产时阴血愈虚，冲任不固；或肝经湿热，脾气受制，任带失约。

《医宗金鉴》云："产门不闭由不足，初产因伤必肿疼，不足十全大补治，甘草汤洗肿伤平。"

【辨证论治】

（一）中气下陷

[症状] 产后产门不收，少腹坠胀，小便不利，心悸气短，动则汗出，倦怠，饮食减少，面浮肢肿，便溏，四肢不温，面色萎黄。舌质淡润，脉象虚缓。

[治法] 健脾益气升陷。

[基础方药] 补中益气汤（《脾胃论》）加减。

黄芪20g，人参15g，白术15g，甘草10g，陈皮15g，当归15g，升麻10g，柴胡10g。加五味子15g以利收敛。

（二）肝阴不足

[症状] 产后产门不收，少腹坠胀，小便淋涩，头眩心悸，胸胁胀满，性躁多怒，四肢懈堕，面色虚红。舌质干淡，脉象弦细。

[治法] 养肝补阴。

[基础方药] 六味地黄汤（《小儿药证直诀》）。

熟地15g，山药10g，山茱萸15g，茯苓15g，泽泻10g，丹皮15g。

（三）冲任不固

[症状] 产后产门不收，少腹坠胀，白带下注，尿频，小便不利，头眩

健忘，腰痛腿软，四肢不温，面色晦暗，脉象沉弱。

[治法] 补肾扶阳固冲。

[基础方药] 八味肾气丸（《金匮要略》）加减。

熟地 15g，山药 15g，山茱萸 15g，泽泻 10g，丹皮 15g，茯苓 15g，肉桂 10g，附子 10g。加龙骨 20g，牡蛎 20g，益智仁 20g 以收敛固涩。

（四）肝经湿热

[症状] 产后阴门肿胀热痛，小便赤短，心烦不宁，胸闷胁胀，手足发热，便秘，口苦咽干，面红。舌苔黄燥，脉象弦数。

[治法] 清热利湿解毒。

[基础方药] 龙胆泻肝汤（《医宗金鉴》）加减。

龙胆草 15g，黄芩 15g，栀子 15g，泽泻 10g，木通 15g，车前子 15g，当归 10g，柴胡 10g，生地 15g，甘草 10g。加金银花 20g，连翘 15g，防己 10g 以清热解毒。

[外治法] 黄柏、大黄各等份，共为细面，浸敷于患处。

第九章 妇科杂病

凡不属经、带、胎、产疾病范畴，又是妇女所特有的疾病，统称为"妇科杂病"，故杂病范围很广。

妇科杂病，其病因较为复杂，但可概括为三个方面：其一，起居不慎，感受外邪；其二，脏阴亏少，情志不调，气机逆乱；其三，禀赋不足，气血虚弱。其病机主要为肝、脾、肾三脏功能失司，气血紊乱，直接影响冲任胞络，这些病因作用于机体，导致脏腑、经络、气血功能失调，冲任、胞脉受损，便产生各种疾病。

妇科杂病的诊断，除了根据具体病症，还应结合必要的妇科检查。特别是不孕、癥瘕类疾病，必须配合妇科检查及相关辅助检查，方能明确诊断，以排除癌瘤或宫外孕等疾病。辨证的重点是审脏腑、冲任、胞宫之病位，辨气血、寒热、虚实之变化，分清痰湿与瘀血，明确疾病之善恶。

妇科杂病包括不孕症，癥瘕，乳痈，乳岩，阴痒、阴蛋，阴挺，脏躁等。

杂病的治疗和预防，应根据不同的病症而确定，由于病因较为复杂，病情变化多端，其治疗时主要是调补肝、脾、肾，调理气血、经络功能，调治冲任、胞宫，并与祛邪相结合。同时注意怡情养性，保持心情开朗舒畅，乐观愉快，方可提高疗效。

第一节 不孕症

女子婚后一年以上而不孕者，或曾孕育又间隔一年以上未再受孕者，为不孕。前者为原发性不孕，亦称全不产；后者为继发性不孕，又称断续。

先天生理缺陷而造成的不孕，包括女性"五不女"，即螺、纹、鼓、角、脉和男性"五不男"，即天、漏、腱、阙、变。螺，即是女子阴户中有螺旋纹；纹，即实女之小窍，只可通溺；鼓（鼓花），即阴户绷急似无窍者；角（角花），即阴挺也，以其尖削挺拔如角；脉，谓女子一生经脉不调，不能孕育。这五种现象为生理畸形所致不孕，亦非药力之可能也。

殷周时期《易经》中即有"天地氤氲，万物化淳，男女构精，万物化生"的记载。《素问·上古天真论篇》中又详细阐释了"女子七岁，肾气盛，齿更发长，二七而天癸至，任脉通，太冲脉盛，月事以时下，故有子……丈夫……二八肾气盛，天癸至，精气溢泻，阴阳和，故能有子"。这些论述都揭示了人类生命起源的奥秘。有子本于天癸至而肾气盛实之候也。男女媾交必以聚精养神，清心寡欲，方可交而孕，孕而育，育而为子。

不孕症的病因病机较为复杂，隋代巢元方在《诸病源候论》即明确指出无子之故："妇人挟疾无子，皆由劳伤血气，冷热不调，而受风寒，客于子宫，致使胞内生病，或月经涩闭，或崩血带下，致阴阳之气不和，经血之行乖候，故无子也。"尽管如此，但总不外乎脏腑、经络、冲任、气血病变而已，其病因病机归纳起来大致可分为肾虚、肝郁、痰湿、血瘀等。

朱丹溪云："妇人无子，率由血少不足以摄精也。血少固非一端，然欲得子者，必须补其精血，使无亏欠，乃可成胎孕。"何松菴亦云："有肥白妇人，不能成胎者，或痰滞血海，子宫虚冷，不能摄精，尺脉沉滑而迟者，当温其子宫，补中气消痰为主。"薛立斋云："妇人不孕，亦有因六淫七情之邪损伤冲任，或宿疾淹留，传遗脏腑。"

不孕症常见的病因不外乎肾气不足及久病伤阴耗血，不节房事，阴精暗耗；或肾脾阳虚，命火虚衰，不能温养脾土，脾湿浊痰阻塞胞脉；或肝郁气滞，疏泄失常，脉络不畅，气血失调，而导致冲任失调发为不孕。

《格致余论》曰："男不可为父，得阳道之亏者也；妇不可为母，得阴道之塞者也。"概括了不孕与夫妇双方都有关，因此夫妇二人都需进行检查，明确原因所在，结合临床辨病辨证，有针对性地进行调治。

《景岳全书·妇人规》指出："种子之方，本无定轨，因人而药，各有所宜。故凡寒者宜温，热者宜凉，滑者宜涩，虚者宜补。去其所偏，则阴阳和而生化著矣。今人不知此理，而但知传方，岂宜于彼者亦宜于此耶？且或见一人偶中，而不论宜否而遍传其神，竞相制服，又岂知张三之帽，非李四所可戴也。"

在不孕症这一疾病中，首先要通过病因、病位、病体的检查，明确诊断为排卵功能障碍性不孕或输卵管阻塞性不孕；再根据临床不同表现，运用中医理论进行辨证，分析疾病的所属及性质与哪脏、哪腑有关，在气、在血，属阴、属阳。

本病的治疗的重点是温养肾气，调理气血，使经调病除，则胎孕可成。此外，还须情志舒畅，房事有节，择纲组的候而合阴阳，以利于成孕。

【辨证论治】

（一）肾阴亏损

[症状] 婚久不孕，月经量少，色鲜红，潮热盗汗，头晕耳鸣，腰膝酸软，足跟痛，手足心热，面红颧赤。舌干红无苔或少苔，脉象弦细而数。

[治法] 滋肾养血，调补冲任。

[基础方药] 左归丸（《景岳全书》）加减。

熟地15g，龟甲20g，山药15g，枸杞子15g，山茱萸15g，菟丝子15g，鹿角胶15g，川牛膝10g。阴虚火旺者，选加女贞子、白芍、知母滋阴养血，以清虚热。

[又方] 育阴汤（韩老临床经验方）加减。

熟地15g，山药15g，续断15g，桑寄生15g，怀牛膝15g，山茱萸15g，白芍15g，牡蛎20g，杜仲15g，海螵蛸20g，菟丝子15g，龟甲20g。忌辛辣伤阴之品。

（二）肾阳亏虚

[症状] 月经迟发或月经后期，甚则经闭不行，经色淡暗，头眩健忘，腰膝酸软，性欲淡漠，四肢不温，少腹冷，带下量多，色白，质稀如水，夜尿多，面色晦暗，或有暗斑，眼眶暗，或环唇暗。舌质淡暗，苔白滑，脉沉细尺脉弱。

[治法] 温肾扶阳固冲。

[基础方药] 温胞饮（《傅青主女科》）。

巴戟天15g，补骨脂15g，菟丝子15g，肉桂15g，附子10g，杜仲20g，白术15g，山药20g，芡实15g，人参15g。

[又方] 益肾扶阳汤（韩老临床经验方）加减。

人参15g，熟地15g，山药15g，山茱萸15g，菟丝子15g，远志15g，五味子10g，炙甘草10g，附子10g，肉桂10g，补骨脂15g。加艾叶15g，吴茱萸15g以温宫散寒。

（三）血虚

[症状] 婚久不孕，月经后期或量少，色浅淡，甚者点滴即止，头眩目花，皮肤干涩，心悸，失眠，善惊，面色萎黄。舌质干淡，脉象虚细。

[治法] 滋阴补血，调经助孕。

[基础方药] 四物汤（《太平惠民合剂局方》）加减。

熟地15g，当归15g，白芍15g，川芎10g，山药15g，枸杞子15g，酸枣仁15g，香附15g，益母草15g。

[又方] 育阴补血汤（韩老临床经验方）。

熟地15g，山药15g，当归15g，白芍15g，枸杞15g，炙草10g，山茱萸15g，丹皮15g，龟甲20g，鳖甲20g。

禁忌辛辣伤阴之品。

（四）肝郁气滞

[症状] 婚后多年不孕，月经先后无定期，经量多少不定，经色紫暗质稠黏，经期乳房胀痛，或少腹胀痛，性躁多怒，胸胁满，善太息，精神抑郁，面色青暗。舌质暗红，苔薄白，舌边有瘀点，脉弦滑有力。

[治法] 调肝理气和血。

[基础方药] 开郁种玉汤（《傅青主女科》）加减。

当归15g，白芍20g，白术15g，茯苓15g，栝楼根15g，丹参20g，香附15g。乳胀者，加王不留行15g，通草10g，川楝子15g以助通利经脉。

[又方] 调肝理气汤（韩老临床经验方）。

当归15g，白芍15g，柴胡10g，茯苓15g，白术10g，丹皮15g，香附15g，瓜蒌15g，怀牛膝15g，川楝子15g，王不留行15g，通草15g，甘草10g。

此方久服生效。

[三方] 百灵调肝汤（韩老临床经验方）。

当归15g，赤芍15g，怀牛膝15g，通草15g，王不留行15g，皂角刺15g，瓜蒌15g，枳实10g，川楝子15g，青皮15g，炙甘草10g。若肝郁犯脾兼见厌食者，加陈皮、白术、茯苓以健脾和胃；若肝病日久，累及于肾，即子病及母而见腰酸乏力，头晕耳鸣等，加龟甲、枸杞子、女贞子滋肾水以养肝血。

（五）痰湿

[症状] 婚久不孕，形体肥胖，月经后期、稀发，甚或经闭不行，带下量多，色白质黏无臭，头晕心悸，胸闷泛恶，面目虚浮或㿠白。舌淡胖，苔白腻，脉滑。

[治法] 健脾燥湿，调理冲任。

[基础方药] 苍附导痰汤（《叶天士女科医案》）。

茯苓20g，法半夏15g，陈皮15g，甘草10g，苍术15g，香附15g，胆南星10g，枳壳15g，生姜5g，神曲15g。

[又方] 温肾除湿汤（韩老临床经验方）加减。

续断15g，桑寄生15g，怀牛膝15g，山药20g，当归15g，白芍20g，苍术15g，茯苓20g，薏苡仁15g，甘草5g。加香附、益母草以调理气机，活血调经；加车前子以助利湿之力。

【临证验案】

案一 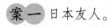日本友人。

[病史] 婚后数十年未孕，经国内外著名医生检查多次，均无疾患，查不出病因。经有关方面介绍，于1976年夏季前来我院门诊部求诊。望其形体不甚健康，面色暗滞，精神抑郁，舌苔微黄，语言清晰。问其发病之由，患者云性情急躁，无故多怒，胸胁胀满，经期乳房胀痛，血量涩少，色紫暗有块，小腹坠胀，经后乳痛腹胀较轻，手足发热，呃逆，不欲饮食，喜食清淡而厌恶油腻，大便秘结，小便短赤；诊其脉象弦涩有力。

[诊断] 不孕症。

[辨证分析] 乃属肝气郁滞，脉络不畅，疏泄失常，胞脉受阻而不孕。

［治法］调肝理气通络之法。

［方药］当归15g，赤芍15g，川牛膝15g，川芎10g，王不留行15g，通草15g，川楝子15g，皂角刺5g，瓜蒌15g，丹参15g，香附15g。嘱服3剂。

7日后二诊：症无变化，脉象如前，唯食欲不振，此因肝气乘脾，脾气不运之故，仍以前方加白术15g，山药15g以扶脾气，又服3剂。

1周后三诊：据云经期胸闷乳痛减轻，饮食增进，但腰酸痛。仍以原处方减皂角刺、瓜蒌，加川断15g，寄生15g。以补肝肾，嘱其久服为佳。

其夫妇于1977年返回日本东京。在1978年春患者丈夫来信说回国以后，其夫人怀孕生一女孩，为纪念中国，借用松花江的"花"字，将这一女孩取名"大石花"，并对中国医生治好他夫人多年的不孕症表示衷心的感谢。

按语：此案乃肝郁不孕症。患者性情急躁易怒，胸胁胀满，经期乳房胀痛，血量涩少，色紫暗有块，此为足厥阴肝经郁滞，脉络不畅，疏泄失常，脉络受阻所致。韩老拟疏肝理气通络之法，妙用百灵调肝汤加味，旨在解肝气之郁，宣脾气之困，致心肾之气俱舒，腰脐利、任带通达而受孕。故药不在多而在精，审证求因贵在准。所以治疗时费时不多即获显效。

案二 王某，女，35岁，已婚。1980年夏初诊。

［病史］婚后13年未孕。经各大医院检查，诊为排卵功能障碍，曾用中西药治疗无效，经友人介绍前来求治。患者月经先后无定期，量少，色暗，时有血块，经前乳房胀痛，烦躁、胸胁胀满。平素腰痛，倦怠乏力，时有头晕耳鸣。舌质暗淡，边有瘀斑，脉沉弦细。

［诊断］不孕症。

［辨证分析］肾虚肝郁，冲任失调。

［治法］补肾疏肝，调理冲任，促排卵。

［方药］熟地20g，山茱萸15g，山药15g，白芍15g，续断15g，桑寄生15g，肉苁蓉20g，菟丝子15g，怀牛膝15g，龟甲20g，牡蛎15g，川芎15g，香附20g，丹参25g，王不留行15g。7剂，水煎服，日1剂，早晚分服。

二诊：服药后腰痛大减，头晕耳鸣减轻，乳房微胀，舌质略暗，苔薄白，脉弦滑。仍守上方，再进7剂。

而后月经来潮2天，量较前多，未见血块，经前烦躁消失，腰痛未作，舌质正常苔薄白，脉缓。上方去丹参、王不留行，加巴戟天20g。更进7剂。

1981 年该患正常产下一男婴，合家欢喜。

按语：韩老认为肝郁、肾虚导致的女性不孕，在临证中较为常见。盖肾为先天之本，元气之根，关乎生殖；肝司血海，疏泄为用。封藏固秘，疏泄以时，胞宫蓄溢有常，才能经事如期，摄精成孕。古代医家指出"种子必先调经"，若先天不足，或后天房事所累，或欲念不遂，情志抑郁，则易致肾虚、肝郁而不孕。袁了凡说："一曰寡欲，二曰节劳，三曰息怒，四曰戒酒，五曰慎味。"这就是养生求子之道也。本案病机以肾虚为主，而肝肾又为母子之脏，肾阴不足，水不涵木，可致肝气郁结，肝肾同病，故出现肝郁之症候。故治疗上以补肾为主，酌加疏肝之品，肾精充盛，排卵正常，则受孕生育有期。

案三 王某，女，34 岁，已婚。

[病史] 10 年前人流后一直未孕。现闭经数月，并伴头晕，耳鸣，面红颧赤，腰痛，胸胁乳胀。舌红少苔，脉弦细稍数。一派阴虚气滞之象。

[诊断] 不孕症。

[辨证分析] 肾阴亏虚，水不涵木，冲任失调。

[治法] 拟补肾疏肝为治。

[方药] 熟地20g，白芍15g，山茱萸15g，续断15g，桑寄生15g，杜仲15g，牡蛎15g，山药15g，菟丝子15g，香附20g，怀牛膝15g，龟甲20g。水煎服，日一剂。

嘱忌食辛辣之品，连服数月。

2 个月后，诸症悉除，月信如期。停药旬余，即告怀孕。

第二节 癥 瘕

妇女下腹部有结块，或胀，或满，或痛者，称为"癥瘕"。病有在气分或血分之不同。如坚硬成块，固定不移，推揉不散，乃病在血分，为癥为积；若病满无形，忽聚忽散，推揉移动，乃病在气分，为瘕为聚。

癥瘕多因郁怒伤肝，疏泄失职，血循不畅，气滞血瘀；脾虚不运，升降失常，痰食阻滞；经期产后外感风冷，血被寒凝，脉络不畅所致。二者虽有名称和症状之别，但发病机制不外气血痰食之为病，亦有因体内湿浊生虫而产生虫积。

《景岳全书·癥瘕类篇》云："癥瘕之病，即积聚之别名。内经上有积聚疝瘕，并无癥字之名，此后世之所增设者。盖癥者徵也、瘕者假也，徵者成形而坚硬不移者是也，假者无形而可聚可散者是也。"

关于癥瘕之证，男女皆有。但由于妇女的生理特点，故患此病较多，而男子较少，儿童更为少见。

古人有七癥、八瘕、五积、六聚病名的记载。七癥指蛟、龙、鳖、肉、发、虱、米；八瘕指青、黄、燥、血、脂、狐、蛇、鳖；五积指心积伏梁、肝积肥气、肺积息奔、脾积痞气、肾积奔豚；六聚是六腑的病气忽聚忽散而无定处所命名之。又如在脐之左右，痛则出现，不痛则隐伏，为痃；若在小腹疼痛牵引腰胁，为疝。这是古人在临床上长期对疾病进行观察，根据疾病的部位和表现确定了属气、属血、属痰、属食、属虫，区分在五脏、在六腑、在气分、在血分，并依此做为诊断的依据。

《妇人大全良方》云："夫积者阴气也，五脏所生；聚者阳气也，六腑所成。皆由饮食不节，寒热不调，致五脏之气积，六腑之气聚。积者痛不离其部；聚者其痛无常处。所以然者，积为阴也，阴性沉伏，故痛不离其部；聚兼阳气，阳性浮动，故痛无常处。产后血气伤于脏腑，脏腑虚弱，为风冷所乘，搏于脏腑，与血气相结，故成积聚癥块也。"

临证首先要辨别病在何脏、何腑，属气、属血、属痰、属食、属虫等不同，然后根据疾病的属寒、属热、属虚、属实，了解病程新久，体质强弱，按不同情况，选方用药。

治疗以补法之中兼以行气通络而不留邪滞；攻法之中兼以益气养血而不伤正；温法之中，勿过于辛燥，以免损伤阴血；清法之中，勿过于苦寒，以免损伤脾胃。若初病体实者，当先攻后补；若久病体虚者，当先补后攻，或攻补兼施。《素问·六元正纪大论篇》云："大积大聚，其可犯也，衰其大半而止。"

【辨证论治】

(一) 瘀血

[症状] 腹内积块硬痛拒按，推之不移，揉之不散，经期先后无定期，

血色暗滞，量涩少，甚至经闭不行，因而形成"石瘕"。心烦口燥不欲饮，时有寒热，四肢干烧，皮肤干涩，胸胁胀满，面色青黄。唇舌紫暗苔黄厚，脉象弦涩有力。

［治法］破血行气消坚。

［基础方药］桂心丸（《圣济总录》）加减。

肉桂心10g，当归15g，赤芍15g，丹皮15g，没药15g，槟榔片10g，干漆10g，青皮15g，厚朴10g，三棱10g，延胡索15g，大黄10g，桃仁15g，鳖甲25g。共为细面，加蜜制成10g丸，每日3次口服，每服1丸。

［又方］加味当归泽兰汤（韩老临床经验方）。

当归15g，泽兰15g，川牛膝15g，红花15g，延胡索15g，桃仁15g。加三棱、莪术、牡蛎、川楝子以行气破血，软坚散结。

若面色如鹜，肌肤甲错，烦躁如狂，此为"血蛊"。用大黄䗪虫丸（《金匮要略》）。

大黄15g，黄芩15g，甘草10g，桃仁15g，杏仁15g，赤芍15g，干地黄15g，干漆10g，水蛭10g，蛴螬10g，䗪虫15g。共为细面，加蜜制成10g丸，每日3次口服，每服1丸。

（二）气滞

［症状］腹内积块，推之可移，揉之可散，时聚时散，痛无定处，胸胁胀满，善太息，精神抑郁，面色青暗。舌淡苔白，脉象弦滑。

［治法］调肝理气导滞。

［基础方药］香棱丸（《重订严氏济生方》）加减。

木香5g，丁香10g，枳壳15g，莪术15g，青皮15g，川楝子15g，茴香15g。加槟榔15g，香附10g，赤芍15g以增强理气活血作用。

（古制法：醋煮为面，面糊为丸，如桐子大。今应为细面，加蜜制成10g丸，日服3次，每服1丸，亦可照方为汤剂。）

［又方］调气活血汤（韩老临床经验方）加减。

柴胡15g，赤芍15g，当归15g，青皮15g，川楝子15g，枳实15g，牡丹皮15g，怀牛膝15g，生地15g，生甘草10g。加三棱15g，莪术15g以行气散结；加鳖甲20g，牡蛎20g，桂枝15g以温经行血，软坚散结。

(三) 痰食

[症状] 腹内积块，按之柔软，推之移动，胸腹胀闷，饮食减少，肌肉削瘦，倦怠，四肢轻度浮肿，面色萎黄。舌质淡润，脉象弦缓而滑。

[治法] 健脾和胃消导。

[基础方药] 香砂六君子汤（《古今名医方论》）加减。

党参15g，白术15g，茯苓15g，甘草10g，陈皮15g，砂仁10g，木香5g，清半夏10g。加赤芍15g，当归15g以利活血行瘀。

【临证验案】

案一 孙某，女，42岁，已婚。1986年8月初诊。

[病史] 自觉下腹内有包块，聚散不定，腹痛时减，痛无定处，胸胁胀满，善太息，精神抑郁。腹内结块，时聚时散，面色青暗。舌暗苔白，脉象弦滑。

[诊断] 癥瘕。

[辨证分析] 肝郁气滞型。

[治法] 调肝理气，活血消癥。

[方药] 木香15g，丁香10g，枳壳15g，莪术15g，青皮15g，川楝子15g，茴香15g，槟榔10g，香附15g，赤芍15g。7剂。

二诊：自觉诸症减轻，但仍有腹内包块及腹痛，继以上方加延胡索15g，乌药10g。

三诊：自诉诸症明显好转，自觉腹部包块消失，上方减槟榔、延胡索。

按语：韩老认为癥瘕的发生多由情志不遂，郁怒伤肝，气滞血瘀，久瘀成积而生，治当以调肝理气，活血消癥为大法。方用香棱丸加活血祛瘀药，并遵"衰其大半而止"的原则，同时顾护正气，以祛邪而不伤正。《济阴纲目》武叔卿曰："癥瘕积聚，并起于气，故有气积、气聚之说。"

案二 李某，女，年30许，已婚。1965年夏初诊。

[病史] 经省、市各大医院确诊为"急性盆腔炎"。据患者自述，产后五六日恶露涩少，继而点滴不下，小腹硬痛，手不可近，按之有鸡卵大包块，

高热达39℃以上，曾注射各种抗生素和内服解毒化瘀药，但体温持续不降，小腹疼痛加剧，包块日益增大，先后服活血化瘀中药数剂，亦无效果，故转入我院医治。刻下面色深红，唇舌紫暗而干，苔黄燥，语音高昂，呼吸急促，心烦不宁，口苦饮冷，食入即吐，大便不通，小便如茶，身有寒热，阴道不断流出污浊败血，恶臭难闻，按其腹部硬痛有块如儿头大，脉弦滑而数。体温40℃。

［诊断］癥瘕。

［辨证分析］据证分析，分娩正当炎热季节，临产感染毒邪，恶血当下而不下，蕴结成痈，溃败成脓。

［治法］清热解毒，活血化瘀之法。

［方药］金银花25g，连翘20g，大黄5g，丹皮15g，桃仁15g，蒲公英20g，紫花地丁20g，生石膏（先煎）20g，三棱10g，莪术10g，穿山甲15g，黄柏10g，乳香15g，没药15g。水煎服，2剂。

二诊：服后1日内腹痛加剧，阴道流出大量脓血，恶臭难闻；泻下燥粪数枚，便尿混赤；体温降至37℃，腹内包块已减大半，小腹稍软，手已可近，口干不甚渴，饮食稍进，脉滑数无力，知其胞内余脓未尽，败血未除。仍守原方减生石膏，加姜黄15g，以行恶血。

三诊：又服两剂，服后下黑紫血块，小腹已无胀痛，二便通调，饮食增进，精神如故，体温正常，唯神疲乏力，喜多眠而易疲倦，六脉弦细而缓，此乃病后气血亏损之征。以补血益气之品调理善后，拟方如下。

人参10g，当归15g，白芍15g，生地15g，怀牛膝15g，麦冬15g，龟甲20g，山茱萸15g。

嘱其连续服4剂，调治一周，痊愈出院。

按语：本案"胞宫内痈"，属于中医癥瘕疾病范围，与西医学盆腔炎病症相符。前人鲜有论述。明代楼英在《医学纲目》中云："产后恶露方行，忽然渐少，断绝不来，腹中重痛，此由血滞，宜桃仁汤。如有大痛处，必作痈疽，当以痈疽法治之。"阐明产后恶露不下可以成痈。本案在辨治上抓住毒热、血瘀、痈脓三者，宗仲景大黄牡丹汤和《妇人大全良方》桃桂当归丸之意，据证化裁，切中病变，效如桴鼓。

第三节　乳痈、乳岩

产妇乳房红肿热痛，寒热加剧者，称为乳痈；若乳房隐核如棋子大，不痛不痒，多年后破溃流水，痛甚，伤口似嵌凹岩穴，称为乳岩。

乳痈多因性躁多怒，肝经郁火；阳明胃热，津枯液燥；或睡眠儿含乳热气所吹，致使脉络不畅。"吹乳""妒乳"系指伤风或因儿饮口气所吹所致，相当于乳痈之早期证候。其病因与"乳痈"相同，故不赘述。

朱丹溪曰："乳房阳明所经，乳头厥阴所属，乳子之母不知调养，或为忿怒所逆，郁闷所遏，厚味所酿，以致厥阴之气不行，故窍不通，而汁不得出。阳明之热沸腾，故热甚而化脓。亦有乳母之子膈有滞痰，口气焮热，含乳而睡，热气所吹，遂成结核，于初起时，便须忍痛揉令稍软，吮令汁通，日可消散矣。"《妇人大全良方》记载："夫妒乳者，由新产后儿未能饮，及乳不泄，或乳胀，捏其汁不尽，皆令乳汁蓄结，与血气相搏，即壮热大渴引饮，牢强掣痛，手不得近是也。初觉便以手捏去汁，更令旁人助吮引之，不尔，或作疮有脓，其热势甚，必成痈也。……轻则为吹奶、妒乳，重则为痈，虽有专门，不可不录。"

乳岩多因久忧多怒，损伤肝脾，疏泄失职，运化失常，脉络不畅，郁结成核，经久不散，不痒不痛，多年后溃破如岩穴之凹，时出血水，甚或胸背疼痛。

薛立斋云："乳岩乃七情所伤，肝经血气枯槁之证，宜补气血解郁结药治之。大抵郁闷则脾气阻，肝气逆，遂成隐核，不痛不痒，人多忽之，最难治疗。若一有此，宜戒七情，远厚味，解郁结，更以养气血之药治之，庶可保全，否则不治。"

【辨证论治】

(一) 乳痈

[症状] 产妇乳房红肿热痛，寒热加剧，烦躁多怒，胸闷气促，头眩，口苦咽干，大便秘，小便赤，面红。舌赤苔黄，脉象弦滑数。

[治法] 清热解毒。

［基础方药］仙方活命饮（《证治准绳》）。

金银花20g，白芷10g，防风10g，当归15g，陈皮15g，甘草10g，贝母15g，栝楼根15g，乳香15g，没药15g，穿山甲珠10g，皂角刺5g。

（二）乳岩

［症状］妇人乳房隐核，坚硬如棋子大，初起不痛不痒，久之破溃如岩穴，出血水，胸乳痛，心烦气短，面色夭，唇焦。舌暗滞，脉象弦细。

［治法］调气通络补正。

［基础方药］十六味流气饮（《医宗金鉴》）加减。

当归15g，白芍15g，川芎10g，黄芪15g，人参10g，官桂10g，厚朴10g，桔梗15g，枳壳15g，乌药10g，木通10g，槟榔片10g，白芷10g，防风10g，紫苏10g，甘草10g。

［又方］益气养荣汤（韩老临床经验方）加减。

人参15g，白术15g，茯苓15g，陈皮10g，川贝母15g，香附15g，当归15g，川芎10g，黄芪20g，熟地15g，白芍15g，桔梗15g，甘草10g，姜枣为引。

［外治法］木香25g，生地50g。将木香为面，生地杵膏。根据肿部大小做饼，敷于患处，再以热器熨之。

【临证验案】

韩某，女，30岁。1981年7月2日初诊。

［病史］半月前正常产一男婴，母乳喂养。10日前突然发现乳房发热，红肿疼痛，继而出现胸闷气促，头眩，烦躁多怒，口苦咽干，大便秘结，小便黄赤。现乳房疼痛难忍，故来就诊。面红，舌赤苔黄，脉弦滑数。

［辨证分析］证属产后毒热内蕴，气滞血瘀，痰热互结所致。

［诊断］乳痈。

［治法］清热解毒，化瘀散结，疏风消肿。

［方药］金银花20g，白芷10g，防风10g，当归15g，陈皮15g，贝母15g，栝楼根15g，乳香15g，没药15g，皂角刺15g，穿山甲10g，甘草10g。7剂，每日1剂，水煎，早晚温服。

忌食辛辣，勿过劳。

二诊：服药后乳房红肿热痛均减轻，但仍有轻微口苦，心烦，继以上方加龙胆草、栀子以清肝经郁热。嘱其更服 15 剂，再诊时诸症悉除。

按语：《灵枢·痈疽》云："营卫稽留于经脉之中，则血泣而不行，不行则卫气从之而不通，壅遏而不得行，故热。大热不止，热胜则肉腐，肉腐则为脓，……故命曰痈。"本案患者证见红肿热痛，当属阳证痈疽，以清热解毒配合理气活血，散结疏风为治。方中金银花性味甘寒，最善清热解毒；又以当归尾、乳香、没药行气通络，活血散瘀，消肿止痛；白芷、防风透达营卫，疏风解表，又可散结消肿；穿山甲、皂角刺通行经络，溃坚决痈，可使脓成即溃；栝楼根、贝母清热化痰排脓；甘草清热解毒，调和诸药。全方共奏清热解毒，化瘀散结，疏风消肿之功。

第四节　阴痒、阴蟨

妇女阴内外痛痒，或外阴部瘙痒流黄水，为阴痒，亦称阴内瘙痒。蟨者，即阴内生虫而言之。

阴痒发病原因是性躁多怒，肝经郁热，贪食生冷，湿热相搏；脾虚湿盛，湿浊不化；久居阴湿之处，湿邪侵入胞中；经期产后，胞脉空虚，感染毒邪或病虫。

徐春甫曰："妇人阴痒，多属虫蚀所为。始因湿热不已，故生三虫，在于肠胃之间，其虫蚀阴户中而作痒，甚则痒痛不已，溃烂肿深。在室女寡妇……多因欲事不遂，思想所淫，以致气血凝于阴间，积成湿热，久而不散，遂成三虫，故有此疾。亦有房室过伤，以致热壅，故作肿痒内痛，外为便毒，莫不由欲事伤损所致。"

治疗着重调理肝、肾、脾的功能，同时要注意"治外必本诸内"的原则，采用内服与外治、整体与局部相结合进行施治。

【**辨证论治**】

（一）湿热下注

[**症状**] 阴内外痛痒难忍，时流黄水，心烦不宁，口苦咽干，胸中烦闷，

面红，喜冷饮，手足心热，大便干燥，小便短赤，或流黄带，臭秽。舌赤苔黄，脉象弦滑。

[治法] 清热利湿解毒。

[基础方药] 萆薢渗湿汤（《疡科心得集》）加减。

萆薢 15g，薏苡仁 15g，黄柏 10g，赤茯苓 15g，丹皮 15g，泽泻 10g，通草 10g，滑石 15g。加芦荟 5g，苍术 15g，知母 15g，黄芩 15g 以清热利湿解毒。

[又方] 龙胆泻肝汤（《医宗金鉴》）加减。

龙胆草 15g，黄芩 15g，栀子 15g，泽泻 10g，木通 15g，车前子 15g，当归 10g，柴胡 10g，生地 15g，甘草 10g。加鹤虱 15g，芜荑 15g，苦参 15g 以杀虫解毒。

（二）感染毒邪

[症状] 阴内外痛痒难忍，时流黄水，或出血液，心烦不宁，口苦饮冷，时有寒热，大便秘，或便黏糜，小便混浊，阴内肿胀，面红。舌赤苔黄腻，脉象弦缓而数。

[治法] 清热解毒利湿。

[基础方药] 清热解毒除湿汤（韩老临床经验方）。

生地 15g，黄芩 15g，黄柏 10g，茵陈 15g，金银花 20g，连翘 15g，苦参 15g，竹叶 15g，黄连 15g，百部 10g，甘草 10g。

[又方] 解毒止带汤（韩老临床经验方）。

金银花 20g，连翘 15g，苦参 15g，茵陈 20g，黄柏 10g，黄芩 15g，白芍 20g，椿皮 15g，牛膝 15g，生地 15g，丹皮 15g，贯众 15g，黄连 15g，炒地榆 20g。

[外治法] 鲜猪、鸡、牛、羊等肝，长二三寸，用雄黄面撒在肝内，纳入阴道内半日，虫入肝内，取出立效。

【临证验案】

案一 孙某，女，47 岁。1982 年 6 月初就诊。

[病史] 近 5 年自觉阴部干涩，初时有瘙痒感，每于经期前后加重，近

半年自觉奇痒难忍，无时间断，自用盐水清洗，无效。刻下阴部瘙痒难忍，伴五心烦热，易怒，时有烘热汗出，腰酸腿软。舌红，苔少，脉弦细而数。

[妇科检查] 可见其外阴已婚已产型，外阴皮肤皱褶较多，皮肤较厚，表面略白。

[诊断] 阴痒（肝肾亏损型）。

[治法] 调补肝肾，滋阴降火，佐以止痒。

[方药] 熟地黄15g，山茱萸15g，山药15g，泽泻15g，牡丹皮15g，茯苓15g，白芍10g，龟甲10g，牡蛎20g，甘草10g。7剂，水煎服，日一剂，口服。

[外治法] 苦参15g，百部15g，鹤虱15g，蛇床子20g，黄柏15g，枯矾10g，甘草5g。水煎，熏洗坐浴。

二诊：7日后复诊，自觉痒症明显减轻，五心烦热、腰腿酸软症状减轻。嘱其仍用上方加白鲜皮15g，地肤子15g，加强杀虫止痒之效。该患又服7剂后告愈。

按语：阴痒一病，可以发生于任何年龄，主要表现为外阴瘙痒，甚则剧痒难忍。西医学的外阴炎、阴道炎，以及外阴上皮非瘤样病变，属于中医"阴痒""阴疮"的范畴，一般多因肝经湿热或肝郁脾虚化火生湿，湿热之邪循络下注，蕴结阴器，或肝肾不足，精血亏虚，生风化燥，不荣而痒。常常因奇痒难忍，欲搔不能，坐卧不安，苦不堪言。本案治疗抓住肝肾两经，滋补肝肾，佐以祛风除湿止痒。采用内外结合的治疗方法。标本同治，每每收效。

案二 王某，女，31岁。1972年5月初诊。

[病史] 阴部瘙痒疼痛数月余，伴带下量较多，色偏黄质黏稠，小便短赤。舌质红，苔黄腻，脉滑数。

[妇科检查] 外阴发育正常，多处因搔抓出现皮肤破溃，阴道通畅，黏膜潮红，分泌物量多、色黄、臭秽难闻。

[实验室检查] 分泌物检查：清洁度Ⅲ度，白细胞（＋＋），霉菌（＋），球杆菌（＋＋）。

[诊断] 阴痒。

[辨证分析] 湿热蕴结下焦，损伤任带二脉所致。

［治法］清热解毒杀虫，燥湿敛疮生肌。

［方药］因患者拒服汤药，拟以外用方"儿茶溃疡散"加减。

儿茶15g，枯矾10g，冰片15g，雄黄5g，龙骨20g，黄柏15g，苦参15g，鹤虱15g，百部15g，蛇床子15g。研末涂于患处。

二诊：治疗半月后，阴部瘙痒明显减轻，外阴皮肤破溃处愈合，带下色、质正常，舌略红，脉滑数。分泌物复查未发现异常。嘱其再用1周，以巩固疗效。

按语：本案属湿热蕴结之阴痒。由于湿热蕴结，流注下焦，损伤任带，故带下量多，色黄质黏稠；湿热秽浊生虫，虫蚀则阴部痛痒难忍。治以清热燥湿、杀虫止痒之法，湿邪得化，热毒得除，则带下复常，阴痒可愈。韩老认为妇人患有此疾，多苦不堪言，常常延误医治，致病证加重，所以要做到及时诊断治疗，并要注意外阴的卫生情况，同时配合内服药疗效更佳。

针对本病，韩老提倡预防为主，平时注意外阴清洁，防止经期前后感染。不宜穿过紧和化纤的内裤，应保持良好的透气环境。调情志，避忿怒，节房事。忌食辛辣助热之品。

第五节 阴 挺

子宫从正常位置向下移位，甚至完全脱出于阴道口外，称为阴挺，即"子宫脱垂"。对于子宫脱垂一证，历代医家都各有不同之说，如《诸病源候论》称阴挺下下脱；《备急千金要方》称为阴脱、阴癫、阴菌、阴痔；叶天士称为子宫脱出，也有称子肠不收、产后肉线出等。

子宫脱垂主要发生机制是冲任不固，提摄无力。主要是脾气不足，中气下陷；肾气虚弱，冲任不固；肝经湿热，湿热下注；产时劳力过度，气不提固等等。

《医宗金鉴·妇科心法要诀》云："妇人阴挺，或因胞络损伤，或因分娩用力太过，或因气虚下陷，湿热下注，阴中突出一物如蛇，或如菌，如鸡冠者，即古之癫疝类也。属热者，必肿痛，小便赤数，宜龙胆泻肝汤；属虚者，必重坠，小便清长，宜补中益气汤加青皮、栀子。外用蛇床子、乌梅熬水熏洗之，更以猪油调藜芦末敷之，无不愈者。"这对于临床辨证论治确有指导意义。

【辨证论治】

(一) 脾虚中气下陷

[症状] 妇女子宫下坠, 脱出阴道口外, 尿频, 白带绵绵, 心悸气短, 动则汗出, 精神疲惫, 面色㿠白。舌质淡润, 脉象虚缓。

[治法] 益气升陷固涩。

[基础方药] 补中益气汤 (《脾胃论》) 加减。

黄芪20g, 人参15g, 白术15g, 甘草10g, 陈皮15g, 当归15g, 升麻10g, 柴胡10g, 大枣5枚。肾虚腰痛者, 加续断15g, 桑寄生15g, 杜仲15g以补肾填精; 白带增多者, 加鹿角霜15g, 海螵蛸20g以温肾固冲; 若偏于血虚者, 加熟地15g, 鹿角胶15g以滋补营血。

(二) 肾阳亏虚

[症状] 妇女子宫脱垂, 小腹坠胀, 腰酸腿软, 尿频, 白带清稀, 头眩健忘, 面色晦暗。舌质淡润, 脉象沉弱。

[治法] 温肾扶阳固涩。

[基础方药] 大补元煎 (《景岳全书》) 加减。

人参15g, 山药15g, 熟地15g, 杜仲15g, 当归10g, 山茱萸15g, 枸杞15g, 炙甘草10g。加鹿角胶15g, 升麻10g, 紫河车25g以温肾助阳。

[又方] 益阳渗湿汤 (韩老临床经验方) 加减。

熟地15g, 山药15g, 白术15g, 茯苓15g, 泽泻10g, 枸杞15g, 巴戟天15g, 菟丝子15g, 肉桂10g, 附子10g, 鹿角胶15g, 补骨脂15g, 陈皮10g, 甘草10g。加升麻10g, 黄芪20g以益气升陷。

(三) 肝经湿热

[症状] 子宫脱垂, 阴部红肿热痛, 小腹坠胀, 心烦多怒, 胸胁满, 口苦咽干, 大便秘, 小便赤, 手足发热, 面红。舌赤苔黄, 脉象弦滑数。

[治法] 清热利湿。

[基础方药] 龙胆泻肝汤 (《医宗金鉴》) 加减。

龙胆草 15g，黄芩 15g，栀子 15g，泽泻 10g，木通 15g，车前子 15g，当归 10g，柴胡 10g，生地 15g，甘草 10g。加黄柏 10g，苦参 15g 以清热解毒。

[外治法] 百部 25g，鹤虱 25g，蛇床子 25g，乌梅 15g，雄黄 25g，枯矾 10g，芜荑 25g，黄柏 10g。熬水醋过洗患处。

【临证验案】

刘某，37 岁，已婚，农民。1961 年 6 月初诊。

[病史] 产后阴道坠胀，阴中脱出一物 3 个月余。卧时缩上，站立时脱出。面白，腰膝酸软，带下，精神疲惫。舌淡薄苔，脉虚弱。育有 1 女 2 男。

[诊断] 阴挺。

[辨证分析] 证属脾肾气虚，冲任不固，带脉失约，不能系胞所致。

[治法] 补气健脾，扶正固脱。

[方药] 党参 20g，黄芪 20g，山药 15g，陈皮 10g，当归 15g，白术 15g，白芍 15g，升麻 20g，枳壳 15g，甘草 10g，丹参 15g，五味子 15g。10 剂，水煎服，日 1 剂，早晚分服。

二诊：服药后，子宫已经上升，唯步行时小腹有垂坠感，腰膝酸软。又以百灵育阴汤加黄芪、升麻，以补肾纳气升提。巩固治疗月余。

按语：本病常发生于产时损伤或产后操劳过早者。韩老认为阴挺究其病因，为身体虚弱，中气不足，肾气不固，胞络松弛所致。脾肾气虚，冲任不固，带脉失约不能系胞，或产后未曾满月，过早操劳，或患咳嗽，以致腹压剧增，更成发作的诱因。治疗以调补脾肾、升提固脱为要。医家多以补中益气汤治之，偏于补益中气，但对肾虚未能兼顾。临证中本病患者大多出现腰膝酸软的表现，下垂越深，症状越重，说明胞脉与肾气有密切关系。方中党参、黄芪、白术补中气；五味子、山药补肾纳气；升麻升提固脱；丹参、枳壳根据现代药理研究证实可以使子宫体收缩，促进子宫血液循环，改善局部营养，从而使子宫韧带恢复韧性，对下垂的子宫具有升提作用。

第六节 脏 躁

妇人有时心烦不宁，精神不快，无故凄惨悲哀，频作欠伸，为脏躁。

发病原因为劳思过度，损伤心脾，心虚神无所主，脾虚气血无生，心脾两虚，肺金失养，肃降失常，水精失布，因而导致肾阴不足，肝失濡养，心气虚涣，阴阳互不相济而产生神志失常，无故悲哀。本病为内伤虚证，五志之火由血虚引动。

治疗上虽有火而不宜苦降，虽属虚而不宜大补，治以甘润滋养为主。

尤在径云："所谓邪哭使魂魄不安者，血气少而属于心也。数欠伸者，经云，肾为欠，为嚏。又肾病者，善数欠，颜黑，盖五志生火，动必关心脏，阴即伤穷、必及肾也。小麦为肝之谷，而善养心气，甘草、大枣，甘润生阴，所以滋脏气而止其躁也。"

【辨证论治】

（一）心脾亏虚

[症状] 经常忧思凄惨，无故善悲，频作欠伸，烦躁不安，失眠健忘，善惊，面色浅淡。舌质干淡，脉象虚细。

[治法] 养心理脾安神。

[基础方药] 甘麦大枣汤（《金匮要略》）。

甘草 15g，小麦 20g，大枣 10 枚。

[又方] 归脾汤（《重订严氏济生方》）加减。

白术 15g，人参 15g，黄芪 15g，当归 15g，茯神 15g，远志 15g，酸枣仁 15g，龙眼肉 15g，木香 5g，甘草 10g。加龙骨 20g，牡蛎 20g 以镇静安神。

（二）肝肾亏虚

[症状] 烦躁不安，失眠健忘，善惊，无故悲哀，频作欠伸，面潮红，唇舌干红无苔，手足心热，脉象弦细数。

[治法] 养肝滋肾安神。

[基础方药] 六味地黄丸（《小儿药证直诀》）加减。

熟地 15g，山茱萸 15g，山药 15g，泽泻 10g，茯苓 15g，丹皮 15g。加白芍 15g，麦冬 15g，五味子 10g 以滋阴清火安神。

[又方] 养肝补肾汤（韩老临床经验方）。

熟地 15g，白芍 15g，怀牛膝 15g，川楝子 10g，山茱萸 15g，青皮 10g，当归 15g，茯苓 15g，丹皮 15g。

【临证验案】

陈某，女，46 岁。1976 年 8 月 15 日初诊。

[病史] 哭笑无常，情绪易激动难以控制半年余。因长子突然死亡，忧思郁结，少食，失眠，有时彻夜不眠，开门外出，须臾返回，闷闷无语；面容极端愁苦，悲伤即哭；平素呵欠频作，头晕耳鸣，心悸少寐，手足心热，口干不欲饮，腰酸膝软，大便秘结，小便赤涩，面容愁苦；舌红，苔少，脉弦细数。17 岁月经初潮，既往月经规律，量少，色鲜红。育有 1 子 2 女。

[诊断] 妇人脏躁。

[辨证分析] 悲伤过度，忧思郁结，耗伤营阴，心肾阴虚所致。

[治法] 滋阴清热，养心安神。

[方药] 生地黄 20g，天冬 15g，麦冬 20g，酸枣仁 20g，柏子仁 20g，当归 20g，人参 10g，五味子 15g，茯苓 20g，远志 20g，玄参 10g，丹参 15g，朱砂（冲服）3g，桔梗 10g。10 剂，水煎服，每日 1 剂，早晚分服。

二诊：服药后，愁苦忧思大减，食欲大增，能眠，心悸、头眩、咽干等症减轻。嘱其更服 15 剂，再诊时已能正常劳作，体质转壮，脱离病象，而告痊愈。

按语：本病相当于西医诊断学的癔症。《素问·调经论篇》云："心藏神……神有余则笑不休，神不足则悲。"该患者由于精神受到严重刺激，内伤于心，使神无所依。韩老在诊治上指出，虽谓有火而不宜苦降，虽属虚证而不宜大补，治以甘润滋养为主。方中重用生地黄滋阴养血；天冬、麦冬滋阴清热；酸枣仁、柏子仁养心安神；当归补血润燥；人参补气，使气旺则阴血自生，且又宁心益智；五味子益气敛阴，以助补气生阴之力，使之补而不滞；朱砂镇心安神；桔梗载药上行，全方共奏滋阴养血、补心安神之效，使神有所养，魂有所附，病症则愈。